관절 치료,
골든타임을 잡아라

관절 치료,
골든타임을 잡아라

펴낸날 초판 1쇄 2015년 6월 29일

지은이 고재현 · 김주현 · 정재헌

펴낸이 임호준
이사 홍헌표
편집장 김소중
책임 편집 윤혜민 ┃ **편집 3팀** 장재순 김유경
디자인 왕윤경 김효숙 ┃ **마케팅** 강진수 권소회 임한호
경영지원 나은혜 박석호 ┃ **e-비즈** 표형원 이용직 김준홍 최승현 류현정

인쇄 (주)웰컴피앤피

펴낸곳 (주)헬스조선 ┃ **발행처** (주)헬스조선 ┃ **출판등록** 제2-4324호 2006년 1월 12일
주소 서울특별시 중구 세종대로 21길 30 ┃ **전화** (02) 724-7633 ┃ **팩스** (02) 722-9339

ⓒ 세바른병원, 2015

ISBN 979-11-86512-97-5   13510

• 이 도서의 국립중앙도서관 출판예정도서목록(CIP)은 서지정보유통지원시스템 홈페이지(http://seoji.nl.go.kr)와
  국가자료공동목록시스템(http://www.nl.go.kr/kolisnet)에서 이용하실 수 있습니다.(CIP제어번호: CIP2015016581)

관절 치료,
골든타임을 잡아라

고재현 · 김주현 · 정재헌 지음

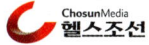
Chosun Media
헬스조선

Prologue

통증 없는
행복한 삶을
응원합니다

"아니, 어떻게 이 지경이 되도록 병원을 찾지 않으셨습니까?"

의사로서 가장 안타까운 순간은 '조금만 더 빨리 병원에 왔더라면' 하는 아쉬움이 남는 환자를 만났을 때다. 관절이 아파서 병원을 찾은 환자가 몇 년 전부터 통증을 느꼈음에도 이제야 병원에 왔다는 이야기를 꺼내놓을 때면 그동안의 고통이 의사인 우리에게까지 고스란히 전해지는 것 같아서 한층 마음이 아프다. 통증을 참는 동안 환자들은 가정에서, 일터에서 얼마나 고통스러웠을 것인가? 내 몸이 보내는 아주 작은 경고인 '통증'의 소리에 조금만 귀를 기울이고 신경을 써주었으면 이 정도로 병을 방치하지는 않았을 텐데 하는 안타까움이 저절로 생길 수밖에 없다.

관절 전문의인 우리 세 명은 환자들의 관절 건강에 누구보다 관심을 쏟는 만큼 정확한 치료에 집중하는 한편, 환자 본인도 자신의 관절 건강에 보다 관심을 기울여주기를 바라는 마음에서 이렇게 책을 쓰게 되었다. 몸에서 보내는 통증에 민감하게 반응하기만 해도 관절 건강은 눈에 띄게 개선될 수 있다. 자신의 통증이 어떤 의미인지 조금만 알아도 올바르게 대처할 수 있으니 말이다. 또, 수술이니 운동치료니 하는 말들이 다소 생소하게 느껴지더라도 조금만 관심을 가지고 들여다보면 그리 어려운 것이 아니라는 사실도 말하고 싶다. 병원은 환자에게 고통을 주는 공간이 아니며 의사는 더 이상 두려운 존재가 아니라는 사실도 알았으면 한다. 우리는 환자가 통증을 느꼈을 때 하루라도 빨리 적절한 치료를 받아 건강한 삶을 누리기를 누구보다 바랄 뿐이다. 그 간절한 마음이 이 한 권의 책으로나마 표현될 수 있기를 진심으로 기원하는 바다.

　최근 몇 년 사이에 단순한 통증의 감소만이 아닌 병의 근본적인 원인을 치료할 수 있는 우수한 관절 질환의 비수술 치료법이 속속 등장해서 큰 인기를 끌고 있다. 이들 치료법은 수술이 아니기 때문에 마취나 피부 절개의 부담이 없고 당뇨병이나 고혈압 환자들도 안전하게 시도해볼 수 있는 장점이 있다. 시술 시간도 20~30분 정도면 충분하고 입원할 필요도 없고 회복 기간도 짧아서 치료에 짬을 내기 어려운 직장인이나 주부들이 선호하는 치료법이기도 하다. 세바른병원은 관절비수술치료센터를 갖추고 1만 건 이상의 비수술 치료를 시행해오면서 다양한 경험과 노하우를 축적했다. 비수술 치료는 환자에게는 간단한 치료로 느껴질 수 있지만 사실 숙련의의 노련한 시술이 아니면 최상의 효과를 기대하기 어려운 치료법이다. 또 국내에서 시행된 역사도 긴 편이 아니므로 풍부한 경험과 임상 사례를 갖춘 병원을 찾는 것이 무엇보다 중요하다.

　자칫 비수술 치료에만 치우쳐서 수술 치료의 중요성을 놓치는 우를 범해서는 안 된다. 모든 치료는 '완치'를 목표로 해야 한다. 아무리 비수술 치료가 편리하고 좋다 해도 환자의 질환을 완치하는 데 적합한 치료법이 아니라면 무용

지물일 뿐이다. 근본적인 치료와 기능 회복을 위해서 정확한 수술 치료가 반드시 필요하며 수술을 제대로 해낼 수 있는 병원을 선택해야 한다. 세바른병원에는 2만 회 이상 관절 수술을 집도한 바 있는 전문의들이 관절내시경술이나 인공관절치환술 등 크고 작은 전문 수술 치료를 시행하고 있어 환자 치료의 폭이 넓고 정확하다고 자부한다.

관절 질환으로 병원을 선택할 때 수술·비수술의 치료 능력만큼이나 중요한 것이 하나 더 있다. 바로 '친절'이다. 우리 세 사람은 환자에게 불친절한 병원은 아무리 진료를 잘한다 해도 '좋은 병원'이라고 부를 수 없다는 데 의견이 같다. 관절 질환의 경우 장기간의 치료를 요하는 경우가 많은데, 이때 의료진이 퉁명스럽다거나 진료 대기 시간이 지나치게 길거나 하면 아픈 환자를 더욱 고통스럽게 만들 수 있다. 이에 세바른병원은 의료진 모두가 정기적으로 친절 교육을 받고, 환자의 치료 시간을 가능한 한 단축시키는 방문 당일 치료 등 환자 중심의 치료를 하기 위해 노력하고 있다.

제아무리 뛰어난 실력을 갖추고 있다 해도 의사는 사람을 치료하는 직업이기 때문에 사람에 대한 따뜻한 이해가 없으면 완치가 어렵다. 환자 앞에서는 때론 강한 모습을 보일 수도 있고, 냉정하게 병에 대해 설명해야 할 때도 필요하다. 하지만 우리의 마음속에는 환자들이 보다 건강하기를, 통증 없이 행복하기를 기원하는 간절한 바람이 있다. 그러기 위해서는 환자의 말 한마디, 작은 표정 하나까지 신경을 쓰는 세심한 마음이 꼭 필요하다는 사실을 시간이 흐를수록 더욱 분명하게 깨닫는 것이다.

이 책은 직접 치료했던 다양한 환자들의 실제 사례를 가능한 한 많이 소개해서 마치 아는 사람의 치료 경험을 듣는 것처럼 병을 보다 쉽게 이해할 수 있도록 주의를 기울였고, 자가 진단법을 통해 스스로 자신의 상태를 체크해볼 수 있도록 구성했다. 이 책을 통해 관절 질환에 대해 크게 3가지를 알아 두었으면 한다. 우선은 '우리 몸이 왜 아픈가?' 하는 통증의 정확한 원인을 가려내는 것과 내 몸의 통증으로 의심해볼 수 있는 관절 질환을 짐작해보는 것, 끝으로 해당 질환에 현재 가장 많이 시행되고 있는 치료법이 무엇인지 내원 전에 미리 살펴보는 것이다.

환자가 굳이 자신의 병명과 치료법까지 알아야 할 이유가 있을까 의구심이 생길 수도 있다. 그런데 많은 환자들을 만나면서 깨달은 사실은 자신의 병을 잘 이해하고 있는 환자가 치료 효과도 높았다는 점이다. '지피지기(知彼知己)면 백전백승(百戰百勝)'이라는 말이 있듯이 병을 알고 나면 막연한 두려움을 떨쳐낼 수 있고 이에 용기를 얻어 병과 싸워 이겨내기가 한층 더 쉬워진다. 물론 전문적인 진료는 의사들의 몫이지만 환자 스스로도 자신의 병을 알고 더 이상 두려워하지 않는 강한 마음을 지녔으면 하는 바람이다.

우리 세 사람은 앞으로도 관절 질환으로 고통받는 환자가 환하게 웃으며 병원 문을 나서는 그 뜨거운 기쁨의 순간을 위해 매진하고자 한다. 환자들의 이야기에 집중하고, 환자의 통증을 이해하는 의사가 되도록 더욱 애를 쓸 것이다. 의사와 환자는 영원한 한 팀이고 우리는 언제나 승리하고 싶다. 그러려면 관절 통증으로 고통받는 수많은 환자들이 자신의 몸에 관심을 가지고 관절 건강을 지키기 위해 노력을 기울이는 자세도 반드시 필요함을 기억하길 바란다.

세바른병원 대표원장
고재현, 김주현, 정재헌

Contents

Part 2

통증, 원인을 알면 잡을 수 있다

Part 3

비수술과 수술,
관절 치료의 모든 것

※ 이 책의 치료 사례에 언급된 이름은 모두 가명임을 미리 밝힙니다.

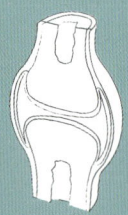

관절의 주요 구성원 중 하나인 연골은 닳아 없어지면 재생이 거의 불가능하다. 따라서 평소에 무리하지 않는 적절한 운동으로 근력을 보강하는 데 유의하고, 작은 통증이라 해도 주의 깊게 살폈다가 전문의를 찾아 상의하는 것이 좋다.

Part 1

명의들이
들려주는
관절 치료

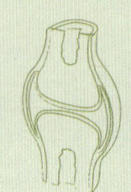

01

. . . .

관절 전문의도 관절 관리해야 산다

_ 고재현 원장

● 관절은 안녕하십니까?

우리 병원을 찾는 환자분들이 나한테 주로 묻는 것이 하나 있다. 바로 "고 원장님 관절은 안녕하십니까?" 하는 것이다. 이제 곧 70을 바라보는 나이에 매일 수차례 수술을 집도하고 바쁜 진료 스케줄을 소화하는 내 모습에 염려가 되어 하는 질문이리라 생각한다. 이 질문에 대한 나의 대답은 한결같다. "저라고 별 수 있습니까? 관절이 엉망입니다."

관절은 일종의 소모품과 같아서 자주 사용하면 더 닳게 마련이다. 지난 30년간 2만 회 이상 수술을 집도해온 나의 관절은 보통 사람의 것보다 더했으면 더했지 덜 사용하지는 않았다. 또 아무리 바른 자세라 해도 한 가지 자세를 오래도록 유지하는 것은 혈액순환을 방해해 관절 건강에 좋지 않은데, 장시간 모니터를 바라보면서 수술을 해야 하니 내 관절이 건강할 리 만무하기도 하다. 관절 전문의의 관절이 더 빨리, 더 많이 손상된다는 말이 있을 정도다. 하지만 나는 오래도록 건강하게 환자들을 진료하며 누구보다 정확하게 수술하고 싶다는 열망이 강했다. 그래서 의사로서 나 자신에게 처방을 하나 내렸다. 바로 '매일 운동하는 것'이다.

나는 지난 30년 동안 하루도 쉬지 않고 1시간씩 운동을 했다. 장시간의 수술로 인한 무리한 관절 사용으로 남들보다 관절 손상은 많은 편이었지만 대신 적절한 근력운동을 하는 등 평소 관절 관리에 세심하게 신경을 써서 관절 수명을 연장하기로 했다. 그 결과 지금까지 큰 무리 없이 관절 전문의로 활발하게 활동할 수 있었다. 그래서 사람들이 내게 관절 건강을 물으면 "저라고 별수 있습니까? 엉망입니다. 다만 관리를 열심히 해서 아직도 쓰고 있지요"라고 대답할 수 있게 되었다.

나의 경우를 예로 드는 이유는 건강한 관절을 위해서는 관리가 꼭 필요하다는 것을 실제로 경험했기 때문이다. 장시간 고난이도 수술을 집도하고 나면 손목부터 목, 어깨, 허리까지 통증이 이만저만이 아니다. 하지만 평소에 적당한 근력운동을 하고 무리하게 관절을 사용하지 않는 것만으로도 충분히 관절 노화를 막을 수 있었다. 나는 운동을 무척 좋아하는 편임에도 골프나 테니스, 등산 등 관절에 무리가 가는 운동은 가능한 한 자제하고 술이나 담배 등 관절 건강에 해롭다고 알려진 기호식품은 일절 가까이 하지 않는다. 무려 100세까지 써야 하는 소중한 관절을 함부로 대하지 않겠다는 마음가짐이 얼마나 중요한지 누구보다 잘 알고 있기 때문이다.

● 운동은 '적당히' 하는 것

관절 관리를 위해 운동을 권하면 막무가내로 무리하게 운동을 하다가 오히려 관절이 더 상했다며 병원을 찾는 사람이 있다. 운동을 할 때 내가 가장 중요하게 생각하는 제1원칙은 '절대 무리하지 않기'다. 관절은 쓰면 쓰는 대로 닳는다. 관절을 위한 운동은 관절 주변 근육을 단련하여 관절의 부담을 덜어주고 동시에 관절 구조물이 딱딱하게 굳는 것을 풀어주는 정도로만 해야 한다. 나의 경우에도 헬스클럽에서 운동을 하지만 너무 무거운 바벨을 들어 올린다거나 러닝머신 위를 오래도록 달리는 일은 없다.

우리나라 사람이 장수하는 비결 중 하나로 '등산'을 꼽는 사람들이 많은데 안타깝지만 등산은 관절에는 그다지 좋은 운동이 아니다. 2009년 지리산 종주 중에 왼쪽 무릎의 반월상연골판이 파열되어 병원을 찾은 44세 하승수 씨가 좋은 예다. 승수 씨는 당시 왼쪽 무릎이 많이 붓고 통증이 심해서 힘들어했는데 적절한 시기에 관절내시경술을 시행하여 잘 치료했고 예후도 좋았다. 그런데 문제는 다른 곳에서 발생했다. 왼쪽 무릎 수술 당시 오른쪽 무릎도 검사하자고 했지만 한사코 괜찮다고만 했던 그가 5년 뒤 다시 절뚝거리며 병원을 찾아온 것이다. 이번에는 오른쪽 무릎이 아프다고 했다. MRI(자기공명영상)로 상태를 확인해보니 반월상연골판이 파열되었던 왼쪽보다 상태가 훨씬 심각하고 퇴행성관절염 증상까지 보였다. 승수 씨는 왼쪽 무릎 수술 후 수술 전과 똑같이 일주일이 멀다 하고 등산을 즐겼다고 한다. 하지만 왼쪽 무릎처럼 오른쪽 무릎에도 미세하게 반월상연골판에 손상이 있었는데 이를 방치하여 퇴행성관절염으로까지 진행되었다. 마치 초승달을 닮았다 하여 이름 붙은 '반월상(半月像)연골'은 허벅지뼈와 종아리뼈 사이에서 충격을 완화시켜주고 관절이 자유롭게 움직일 수 있도록 돕는 역할을 한다. 그런데 지나치게 무릎 관절을 많이 사용하는 사람이 조금만 부주의하게 움직이면 쉽게 손상될 수 있다. 쪼그려 앉거나 일어날 때, 갑자기 방향을 돌릴 때 순간적으로 무릎이 아프면서 걸리는 듯한 느낌이 들면 일단 의심부터 해봐야 한다. 증상이 나타났다가도 2~3일 후면 저절로 사라지는 경우가 많기 때문에 조금만 미심쩍어도 바로 병원을 찾아 검사를 받아보는 것이 현명하다. 만약 내가 승수 씨였다면 왼쪽 무릎 수술 이후에는 등산 횟수를 대폭 줄이고, 등산을 한다 해도 경사가 적은 완만한 산 위주로 가볍게 즐겼을 것이다. 그럼에도 오른쪽 무릎에서 통증이 느껴진다면 주저하지 않고 병원을 찾아 전문의와 상담부터 했어야 했다.

그렇다면 관절을 위해서 운동을 아예 하지 않는 쪽이 현명할까? 대답은 물론 '아니요'다. 운동이 지나치게 부족해도 관절은 빨리 퇴화한다. 회사원인 35세 김신혜 씨는 계단을 오를 때마다 무릎이 너무 아파서 병원을 찾았다. 살이 많이 찐 탓에 다이어트 목적으로 계단 오르기를 시작했는데 무릎 통증이 심해서 깜짝 놀랐다고 한다. "진통제를 먹어도 그때뿐이고 시간이 지날수록 점점 아파요." 그녀는 이제 오래 앉아 있기만 해도 무릎이 아프기 시작해 통증을 호소했다. 신혜 씨의 진단명은 '슬개골연골연화증'으로 무릎을 굽히고 펴는 데 핵심적인 역할을 하는 슬개골의 연골 부분이 탄력을 잃어서 발생하는 관절 질환이다. 슬개골연골연화증의 경우는 최근 들어 20~30대 젊은 여성들에게 많이 발생하는데 장시간 하이힐을 신거나 무리한 다이어트를 하기 때문이다. 무릎 관절을 지탱하는 힘이 약해져 가벼운 충격조차 감당하지 못해 연골이 손상되는 질환으로 운동이 지나치게 부족한 사람에게 많이 발생한다. 신혜 씨의 경우, 체중 감량이 목표라면 우선 균형 잡힌 식생활을 통해 체중을 조절한 후 관절에 무리가 되지 않는 선에서 천천히 근력운동의 양을 늘리는 방식으로 다이어트를 하는 것이 좋다.

앞에서 소개한 두 환자는 비교적 젊은 나이에 무릎 관절이 손상되었다는 사실은 같지만 따지고 보면 원인은 정반대다. 한 사람은 관절을 너무 많이 써서, 또 한 사람은 너무 안 써서 무릎 통증에 시달리게 되었으니 말이다. 취미 생활이나 미용 등의 목적 때문에 소중한 관절 관리를 소홀히 한 탓에 나이보다 관절이 먼저 늙어 심각한 관절 노화에 시달리게 되었다. 그리고 이 같은 사례는 비단 이 둘만의 문제는 아니다.

● 관절, 아프기 전에 챙겨라

관절 치료 후에 적당한 운동을 권하면 '적당히'의 기준을 모르겠다며 어려움을 호소하는 사람들이 있다. 어떤 환자는 "그럼 개인 트레이너라도 둬야 하는 거냐?"라고 되묻기도 한다. 그런데 아무리 관절 전문의라고 해도 환자의 운동 능력을 본인보다 정확하게 진단할 수는 없다. 결국 관절의 기본적인 관리는 본인의 몫이다. 자신의 관절 건강에 좋은 적당한 운동량은 스스로 판단할 수 있어야 한다.

나의 경우 아침 운동을 할 때 땀이 날 정도로 빠르게 걷는 파워 워킹을 30분간 반드시 하는데 다른 사람에게도 나와 똑같이 운동할 것을 절대 권하지 않는다. 나의 운동법은 지난 30년간 매일 운동을 하면서 관절 외과 의사로서 '인간 고재현'에게 맞는 적절한 운동량을 스스로 찾은 것이기 때문이다. 이제 막 운동을 시작하려는 중년의 환자가 나와 같은 양의 운동을 한다면 그건 운동이 아니라 독이 될 뿐이다. 운동을 처음 시작하는 사람이라면 운동 중에 자기 관절 상태에 민감하게 반응하도록 노력해야 한다. 조금이라도 통증이 느껴지거나 무리한 동작이 있으면 그 즉시 운동을 중단해야 한다. 이는 어찌 보면 너무나 당연한 주의사항인데도 실제로는 잘 지켜지지 않는다.

45세 김미라 씨는 오른쪽 어깨가 너무 아프다며 병원을 찾았는데 어깨 전체에 통증이 심각한 것은 물론 숟가락을 들거나 등을 긁는 등의 간단한 동작에도 아파서 비명을 지르고는 했다. 젊은 나이임에도 퇴행성 증상까지 보이기에 원인을 찾아보았더니 1주일에 3회 정도 즐긴다는 내기 스쿼시가 문제였다.

"어깨가 아프다가도 이겨야겠다는 생각만 하면 또 참을 만하더라고요." 일반적으로 어깨의 회전근개가 부분적으로 파열되었거나 통증이 크지 않으면 간단한 운동치료나 약물치료 등으로도 얼마든지 치료할 수 있지만 미라 씨의 경우는 손상도 심한 데다가 질환이 이미 많이 진행된 상태라 관절내시경술을 할 수밖에 없었다. "앞으로는 스쿼시 아예 안 칠 겁니다." 무사히 수술을 마치고 회복실에서 미라 씨가 다짐하는 모습을 보니 안타까운 마음이 들었다. 운동 전에 준비운동을 충분히 하고 몸에 무리가 된다고 느껴졌다면 운동을 중단하는 등의 노력이 있었다면 그 좋아하는 스쿼시를 오래오래 즐길 수 있었을 것이기 때문이다.

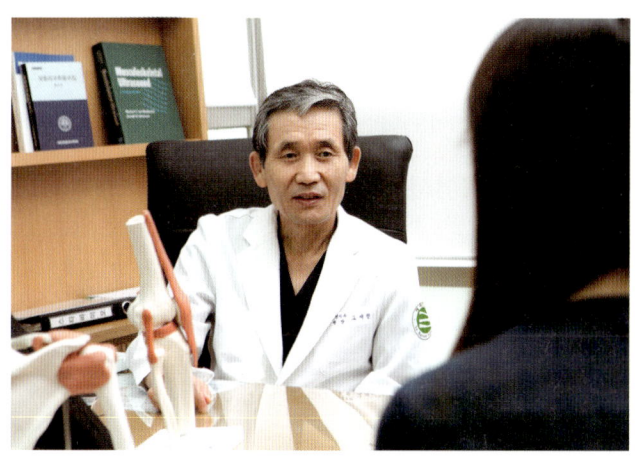

환자에게 증상을 설명하고 있는 고재현 원장

누군가 나에게 관절 통증 없이 건강하게 사는 법을 묻는다면 운동은 반드시 하되 조금 '시시하다' 싶게 해야 한다고 말할 것이다. 그리고 걷기나 수영 등의 유산소운동도 좋지만 근력운동을 꼭 곁들여야 한다는 사실도 강조하고 싶다. 근력운동이라고 하면 어렵게 생각하는 사람도 있지만 누워서 다리를 쭉 펴고 들었다 내렸다 하거나 앉아서 다리를 들어 올리는 등 간단한 동작을 반복하는 것으로도 충분하다.

오늘날 의료기술이 하루가 다르게 발전하고 있고 관련 장비도 첨단을 달리고 있지만, 누가 뭐라 해도 관절은 자기 관절을 오래도록 사용하는 것이 정답이다. 관절은 피부나 머리카락 등과는 달리 한 번 망가지면 재생하기가 무척 까다롭고 예전처럼 회복되기도 어렵기 때문이다. 특히 관절의 주요 구성원 중 하나인 연골은 닳아 없어지면 재생이 거의 불가능하다. 따라서 평소에 무리하지 않는 적절한 운동으로 근력을 보강하는 데 유의하고, 작은 통증이라 해도 주의 깊게 살폈다가 전문의를 찾아 상의하는 것이 좋다. 요즘은 초기 관절 손상의 경우, 수술하지 않고 치료하는 프롤로테라피나 체외충격파와 같은 비수술 치료법이 잘 발달해 있어서 빨리 병원을 찾기만 하면 간단한 시술로도 얼마든지 치료가 가능하다. 관절의 노화에 주의를 기울이는 것은 물론, 손상된 관절을 위한 적극적인 치료 또한 놓치지 말아야 한다.

. . . .

02

관절 질환, 적절한 치료가 필요하다

_ 고재현 원장

● 무턱대고 수술하기 싫다는 환자들

"수술 말고는 방법이 없습니까?" 진료실을 찾은 대부분의 환자들은 "수술은 안 하고 싶다"라고 말한다. 아무래도 수술이라고 하면 몸에 칼을 댄다는 생각에 덜컥 겁부터 나는 모양이다. 관절 질환의 치료 효과를 극대화시키려면 전문의의 진단에 따라 자신의 상태를 정확하게 파악하고 적절한 치료를 받는 것이 최선이다. 만약 연골이나 관절 손상의 정도가 경미해서 통증이 약한 상태라면 약물치료와 물리치료, 휴식, 생활습관 교정 등으로도 충분히 치료 효과를 볼 수 있지만 관절 손상의 진행 속도가 빠르고 통증이 심하다면 다양한 치료법은 물론, 수술까지도 고려해야 한다.

리어카에 실려 병원을 찾은 50대 김대현 씨는 치료한 지 20년이 지났음에도 유독 기억에 남는 환자다. 그는 제대로 걷지 못해서 아들이 끄는 리어카에 실려 오다시피 내원을 했음에도 나를 만나자마자 '수술 말고 다른 방법을 찾아달라'고 애원했기 때문이다. 중증의 류마티스관절염 환자였던 대현 씨에게는 더 이상 약물치료는 효과가 없는 상태였다. 나는 관절내시경을 통해 염증을 제거하는 수술 치료만이 통증을 덜어줄 수 있을 것이라 판단했고 그를 설득해야만 했다. "지금보다는 반드시 나아집니다. 너무 걱정 마십시오." 나의 끈질긴 설득에 어쩔 수 없이 수술을 받은 그는 결국 스스로 걸어서 퇴원할 수 있을 만큼 회복했고 "기적을 경험했다!"며 어린아이처럼 기뻐했다. 나중에 듣고 보니 대현 씨가 사는 동네에서는 '수술 잘하는 의사'로 내 이름을 모르는 이가 없을 정도로 두고두고 회자되었다고 한다.

내가 대현 씨를 기억하는 것은 거동이 불편할 정도로 통증이 심한 환자임에도 수술을 거부하는 모습이 놀라웠기 때문이다. 물론 의사인 나조차도 당장 수술을 받는다고 하면 두려운 마음이 생긴다. 그럼에도 수술이 꼭 필요한 환자는 수술을 받아야만 한다. 심각한 퇴행성관절염이나 십자인대파열, 반월상연골파열, 회전근개파열, 발목인대파열 등이 대표적인 예인데 제아무리 뛰어난 비수술 치료법이 있다 해도 이들 질환은 반드시 수술을 해야 치료가 가능하다. 문제는 수술이 꼭 필요한 질병을 앓고 있거나 수술을 해야만 나을 정도로 중증의 환자임에도 비수술적인 방법만 고집하다가 치료시기를 놓쳐 더 큰 질환으로 키우는 사람들이 많다는 것이다. 관절, 특히 연골은 한 번 닳기 시작하면 자연적으로는 치유되기가 어렵고 비수술적 요법도 초기 질환에는 효과가 있지만 말기 관절염에는 큰 효과를 보기 어렵다는 사실을 명심해야 한다.

● 관절 치료, 비수술만 답이 아니다

요즘은 프롤로테라피나 체외충격파 치료와 같이 수술을 하지 않고도 치료 효과가 탁월한 비수술 치료법이 많다. 오십견으로 인한 어깨 통증으로 잠조차 편하게 자지 못했던 50세 송수영 씨는 수술에 대한 막연한 두려움 때문에 오랫동안 진료를 미뤘다고 한다. "오십견은 나이 들면 당연히 생기는 병인 줄 알았습니다." 그는 그저 '견디면 나아지겠지' 하는 마음으로 하염없이 진통제만 삼키다가 결국 팔을 위로 들어 올리지 못할 정도로 상태가 악화되어서야 병원을 찾았다. 처음 만났을 때 수영 씨는 어깨가 너무 아파서 세수는 물론 옷 입기조차도 혼자서는 불가능할 정도였다. 그럼에도 수술을 유난히 꺼려해서 5차례에 걸쳐 프롤로테라피를 시행했고 이후 운동치료를 병행하도록 했더니 효과가 아주 좋았다. 치료가 끝날 무렵에는 마음대로 어깨를 움직이고 팔도 들 수 있게 되었다며 연신 감사 인사를 건넸다. 수영 씨가 시술받은 프롤로테라피는 초음파 기기를 통해 통증을 일으키는 관절 부위를 정확하게 확인한 다음, 조직의 재생을 유도하는 약물을 주사기로 주입하는 시술이다. 시술 시간도 20분 내외로 짧고 입원할 필요도 없어서 현재 큰 인기를 끌고 있는 치료법이다.

그렇다고 모든 환자가 프롤로테라피만으로 치료 효과를 볼 수 있는 것은 아니다. 원인을 정확히 알 수 없는 극심한 어깨 통증으로 병원을 찾은 43세 양철호 씨의 경우는 앞서 사례로 든 송수영 씨와 비슷한 강도의 어깨 통증을 호소했지만 CT(컴퓨터 단층촬영)나 MRI를 해봐도 통증의 원인을 찾을 수가 없었다. 관절은 다른 내부 장기와 마찬가지로 외부에서 관찰하는 데 한계가 있기 때문에 정확한 진단을 위해서는 관절내시경술을 감행해야만 했다. 관절내시경술을 통해 밝혀낸 철호 씨의 통증 원인은 충동증후군 및 심한 견봉화점액낭염이었다. 원인이 정확히 밝혀지자 치료는 일사천리로 진행되었고 이후 철호 씨는 "괜히 찜질이나 물리치료를 받느라 낭비한 시간이 아깝습니다"라며 통증이 사라져서 살 것 같다고 환하게 웃었다.

두 사례를 보면 알 수 있듯이 겉으로는 비슷한 증상을 보인다 해도 관절 질환의 원인이나 정도에 따라 다른 치료법이 필요하다. 프롤로테라피나 체외충격파 등의 비수술 치료가 치료 효과도 좋고 치료 과정도 비교적 간단한 것은 맞지만 모든 사람에게 적용할 수 있는 것은 아니기 때문이다. 특히 관절이 파열된 경우에는 반드시 수술이 필요한데도 잘못된 치료로 질환을 키우고, 결국에는 자기 관절을 아예 사용할 수 없는 안타까운 지경에 이르는 사례도 심심치 않게 봐왔다. 검사 결과 증상이 심각하여 수술이 불가피하다고 진단을 받았다면 되도록 조기에 수술을 해야 자기 관절조직을 최대한 살릴 수 있고 재발률도 낮다는 사실을 알아두면 좋겠다. 최근에는 수술 부담도 적고 효과와 정확도가 뛰어난 관절내시경술이 있어서, 수술이라고 해도 예전처럼 큰 후유 증이 뒤따르는 것이 아니므로 반드시 적절한 시기에 병원을 찾아 전문의와 상 의해서 정확한 치료를 받았으면 한다.

● 증상별 맞춤 치료가 중요하다

관절 질환의 치료 원칙은 본인의 관절을 최대한 잘 살려서 오래도록 사 용할 수 있게 해야 한다는 것이다. 비수술 치료가 아무리 발달한다 해도 일시 적인 치료에 불과하다면 한 번의 제대로 된 수술 치료보다 못하다. 다만 누구 나 수술을 잘하는 것은 아니므로 수술을 받을 때는 의사의 실력이나 병원의 시스템을 충분히 고려해야 한다.

40대 김가연 씨는 류마티스관절염으로 인한 손가락·손목관절염이 심해 서 직장생활은 물론이고 설거지나 머리감기 등 일상적인 생활조차 힘들어했 다. 이미 관절 변형이 심한 상태여서 내과적 치료만으로는 한계가 있었는데 여러 병원을 다녀도 수술하자는 의사가 없었다고 한다. 류마티스관절염의 약 물치료는 증상을 완화하고 진행을 다소 늦추는 효과가 있지만 오랜 기간 약물 을 복용해야 하기 때문에 부작용의 위험이 있다. 또 매일 약을 먹는다는 사실 이 환자를 우울하게 만든다는 단점도 있다. 더구나 가연 씨는 약물치료 효과도 떨어져서 통증이 심한 편이었다. 내가 관절내시경술을 권했더니 그녀는 깜짝 놀라며 "수술할 수 있는 건가요?" 하고 반문했다. 관절내시경을 이용해서 류마티스관절염의 원인인 활액막 내 염증을 제거하는 수술은 매우 정교하여 숙련된 전문의의 실력이 요구되기 때문에 국내에서 시행되는 관절전문병원이 많지 않은 것이 현실이다. 그렇다 보니 가연 씨는 자신의 병이 수술로 치료가 가능하다는 사실조차 몰랐던 것이다. 그 자리에서 수술을 결정하고 당일에 입원한 그녀는 관절내시경 수술로 손상 부위의 염증 제거 및 활액막 절제술을 시행하여 더 이상 관절이 변형되는 것을 방지할 수 있었고 통증도 상당히 줄어드는 효과를 봤다. "수술이 이렇게 간단할 줄 알았으면 진작 했을 거예요." 가연 씨는 이제 자유롭게 손목을 움직일 수 있다며 좋아했다.

가연 씨가 받은 관절내시경 수술의 최대 장점은 절개 부위가 적어 국소마취를 시행할 수 있고, 이에 회복이 빠르고 환자 부담이 적다는 것이다. 고령의 환자도 수술이 가능하고 무엇보다 자기 관절을 최대한 보존하면서 새로운 골질과 연골이 만들어진다는 것이 큰 장점이다. 게다가 관절염의 통증이 줄어들면서 자연스럽게 걷고 움직일 수 있는 등 예후가 무척 좋다. 수술 시 관절 부위에 4~5mm 정도의 작은 구멍을 만들어 관절내시경을 삽입하고 관절 안의 모습을 비디오 화면으로 보면서 수술을 하기 때문에 정확도가 아주 뛰어나다. 다리 수술의 경우 수술 중 환자에게 모니터를 보여주며 수술의 진행 과정을 확인시킬 수 있다.

나는 아직도 많은 관절 질환 치료에 직접적인 수술이 필요하며 수술로만 근본적인 치료가 가능하다고 생각한다. 하지만 프롤로테라피나 체외충격파 같은 훌륭한 비수술 치료의 뛰어난 예후도 잘 알고 있다. 만약 비교적 젊은 나이에 인공관절치환술을 고려해야 하는 환자가 있다면 수술 전에 프롤로테라피부터 권해볼 것이다. 인공관절을 몸에 삽입하는 인공관절치환술은 당장 눈에 보이는 효과는 좋을 수 있지만 인공관절의 특성상 그 수명이 10~15년밖에 안 되는 데다가 재수술의 경우에는 경과가 상당히 좋지 못하다. 평균 수명 100세를 바라보는 시대에 50~60대 환자에게 인공관절치환술을 권한다는 사실 자체가 부담스러운 일이다. 이럴 때는 프롤로테라피나 자가줄기세포이식술 등 가능한 한 관절의 수명을 연장할 수 있는 수단을 총동원해볼 필요가 있다.

가끔 'O자'형 다리 때문에 병원을 찾는 환자들이 있는데, 나는 평소 생활에 문제가 없다면 절대 인공관절치환술을 권하지 않는다. 관절은 자기 관절이 최고다. 자신의 관절을 잘 치료해서 가능한 한 오래도록 사용할 수 있도록 하는 것이 좋다. 외관상 보기 좋고 나쁨은 중요한 문제가 아니다. 소중한 자기 관절을 지키기 위해서는 평소 살뜰한 보살핌이 먼저이고 통증이 발생했다면 좋은 병원을 찾아서 의사에게 정확한 진단을 받는 것이 그 다음이다. 수술이냐 비수술이냐 하는 것이 문제가 아니라, 내 관절 상황에 잘 맞는 치료법을 찾는 것이 핵심이다. 전문의와 충분히 상의한 결과, 수술이 필요한 상태라면 가능한 한 조기에 수술을 받는 것 역시 자기 관절을 아끼는 최상의 판단임을 거듭 강조하고 싶다.

03

좋은 의사를 만나야 좋은 치료가 가능하다

_ 김주현 원장

● 좋은 의사 고르는 법

의사라는 이유만으로 지인들은 물론이고 가족들까지 크고 작은 질환이 생기면 대뜸 "어디 괜찮은 병원 없어?"라는 기본적인 질문부터 "수술 잘하는 의사 중에 아는 사람이 있으면 소개해줘"라는 청탁 아닌 청탁까지 받고 산다. 요즘은 인터넷을 비롯한 TV, 라디오, 잡지 등 각종 매체가 넘쳐나다 보니 오히려 병원 선택에 더욱 혼란을 느낀다는 환자들이 점점 늘어나고 있다. 광고와 정보의 경계가 모호해진 데다가 누구는 이렇게 하는 것이 옳다고 했는데 다음날이면 거기에 반대하는 또 다른 누군가가 등장하는 식이라 도대체 누구의 말을 어디서부터 신뢰해야 할지 판단조차 힘들어졌다. 사람들이 좋은 병원이나 괜찮은 의사를 소개해달라고 부탁하면 나는 우선은 아는 데까지 대답을 해주고, 그 외의 경우는 내가 찾아낸 그야말로 나만의 '꿀팁'을 제공하는 것으로 이야기를 마무리 짓고는 한다. 그것은 바로 '첫인상을 한번 믿어보라'는 것이다.

지금도 생생하게 기억하는 50대 남성 환자가 한 명 있다. 그는 연골 손상으로 인한 무릎 통증에 시달리다가 내원을 한 구영호 씨다. 영호 씨는 진료 상담 시간 동안 무려 30여 분 이상 질문을 했다. 거기에 일일이 대답을 하고 또 나의 소견까지 덧붙여 설명하느라 나중에는 목이 다 쉴 지경이었다. 더구나 그렇게 열심히 목이 터져라 설명을 했는데도 내 대답을 다 듣고 나서 정작 치료는 거부한 채 그대로 귀가해버렸기 때문에 더더욱 잊을 수 없는 환자가 되고 말았다. 한참의 시간이 흐른 후 영호 씨가 다시 나를 찾았다. 이야기를 듣고 보니 영호 씨는 무릎이 아파서 이미 수십 군데 병원을 다녔고 벌써 1년째 투병 중이었다. 그런데 가는 병원마다 진단명이 다르고 제시하는 치료법도 제각각이라 이제는 본인도 혼란스러워하고 있었다. 그럼에도 결국 그가 나를 선택한 이유는 이때까지 만난 의사 중 가장 성의껏 자신의 이야기를 들어주며 친절하게 설명해준 의사였기 때문이라고 말했다. 결국 영호 씨는 첫인상으로 신뢰가 가고 자신이 원하는 바를 잘 알아주는 나를 선택했고 내 말에 따라 치료를 받기 시작했다. 다행히 치료 경과가 좋아서 지긋지긋한 무릎 통증에서 해방될 수 있었다. 그 후 나는 지금도 명절이나 연말이면 영호 씨가 손수 쓴 정성어린 카드로 그의 소식을 듣고 있다.

　내가 좋은 의사 고르는 법으로 '첫인상을 보라'고 조언하면 의사가 무슨 맞선 상대도 아니고 첫인상을 왜 살피느냐며 다소 의아해할 수도 있겠지만 사실 굉장히 중요한 부분이다. 병의 치료는 의사와 환자의 원활한 커뮤니케이션이 가능할 때 최고의 시너지를 발휘하기 때문이다. 첫인상에서 호감이 느껴지고 이야기가 잘 통하는 의사라면 앞으로의 치료 기간 동안 서로 마음을 터놓고 병에 대해 속 깊은 이야기를 나눌 수 있으며 성격적으로도 잘 맞는 의사일 가능성이 높다. 영호 씨가 다른 의사를 만났어도 결국에는 무릎의 연골 손상을 치료할 수 있었을 것이다. 다만 자신이 원하는 치료 방식이나 대화 습관, 태도 등을 지닌 의사를 적극적으로 찾아냈기에 보다 빨리, 편하게 치료할 수 있지 않았나 생각한다.

● 철저한 '환자 중심'의 병원

　우리 병원의 서비스 교육은 유별난데, 그 이유는 원장인 내가 직접 참여해서 함께 하기 때문이다. 처음에는 전문 기관에 위탁해서 강의를 듣는 일반적인 방식으로 진행했었는데, 너무 교과서적인 내용 일색이라 와 닿지도 않고 또 일방적인 수업 형식이다 보니 시간 때우기 식으로 대충 흘려듣고 마는 직원들이 속출하는 것이 문제였다. 하루 평균 100명 이상의 환자들과 직접적으로 대면해야 하는 병원의 특성상 직원들의 서비스 교육은 다른 어떤 교육보다도 중요하다는 판단 하에 교육의 스타일이나 내용을 확 바꿔버렸다. 우선은 교육 시간을 직원들끼리 충분한 대화를 나누는 시간으로 활용했다. 각자 불친절한 가게에서 겪었던 기분 나빴던 서비스 경험이나 친절한 직원이 있는 가게를 다녀온 소감들을 터놓고 공유하면서 환자의 마음을 간접적으로나마 이해해보는 시간으로 활용하기 시작했다. 또 환자 입장에서 환자가 필요로 하는 서비스가 무엇인지를 생각해보는 시간으로도 채웠다. 덕분에 직원들은 물론, 나도 환자를 대할 때마다 보다 환자의 편에 서서 가능한 한 친절하고 자세하게 이야기를 건네는 등 다정한 서비스를 선보일 수 있게 되었다.

누군가 나에게 좋은 병원의 기준이 무엇이냐고 묻는다면 나는 1초의 망설임도 없이 "환자의 이야기에 귀 기울일 줄 아는 병원이 진짜 좋은 병원"이라고 답할 것이다. 병원은 환자가 있기에 존재한다. 환자는 단순한 치료의 대상이 아닌 공감과 이해의 대상으로 봐야 한다. 물론 의학적인 능력이나 숙달된 수술 기술도 중요하겠지만 환자의 입장에서 한 번 더 생각할 수 있는 병원이라면 환자가 원하는 치료 방식을 제대로 갖추는 데 소홀했을 리 없다.

우리 병원에서 인기리에 시행하고 있는 '방문 당일 치료 원칙'은 철저한 환자 중심의 아이디어다. 오랫동안 관절 전문의로 일하다 보니 병원을 찾는 관절 질환자들은 병의 특성상 고령자가 많고 거동이 불편하며 멀리 지방에서 서울까지 힘겹게 찾아오는 사람들이 많다는 사실에 주목하게 되었다. 그렇다면 이런 환자들에게 제일 필요한 서비스가 무엇일까? 나는 정확한 진단이나 치료도 중요하지만 환자들의 진료 시간을 가능한 한 절약할 수 있는 체계적인 시스템이 필요하다는 생각이 들었다. 그래서 적절한 치료 방법을 선택했으면 바로 치료받을 수 있도록 '원스톱 시스템(One Stop System)'을 도입하여 모든 비수술 치료법은 단 하루 만에 입원 → 검사 → 진단 → 시술 → 퇴원이 이루어지도록 했다. 이는 몸이 불편한 환자가 멀리서 우리 병원을 찾아왔을 때 이들의 소중한 시간을 낭비하지 않게끔 배려하고 싶다는 마음에서 시작된 서비스다. 이 서비스는 편리하고 효율적이라며 환자들이 만족하는 우리 병원의 최대 강점이 되었다.

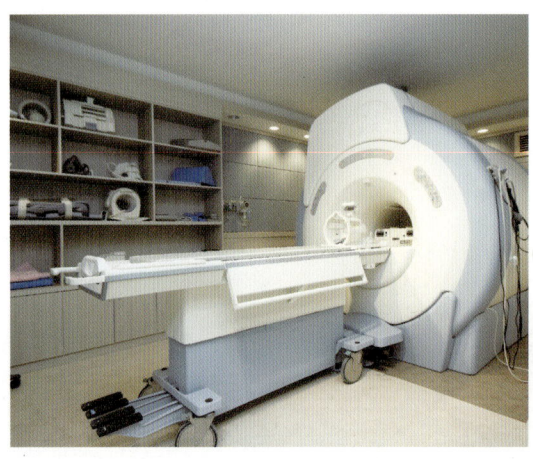
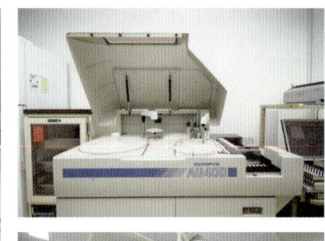
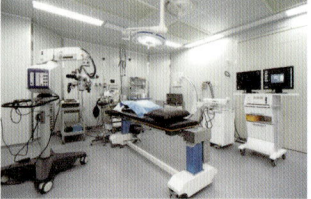

세바른병원의 장비들

● 정확한 관절 치료가 원칙이다

"수술 안 하고도 나을 수 있는 치료법이 있다면서요?" 요즘은 주변에서 프롤로테라피 시술을 받고 효과를 톡톡히 봤다는 입소문을 듣고 찾아와서 본인이 먼저 프롤로테라피 시술을 받고 싶다고 이야기를 꺼내는 환자가 많다. 그도 그럴 것이 오랫동안 끙끙 앓던 고질적인 관절염을 수술 없이 10~20분 정도의 간단한 주사치료로 나을 수 있다는데 마다할 환자가 없는 것이다. 하지만 모든 사람이 프롤로테라피 시술로 효과를 볼 수 있는 것은 아니다.

양쪽 무릎 모두 심각한 퇴행성관절염을 앓고 있던 72세 홍옥민 씨는 수술이 너무 두려운 나머지 치료를 차일피일 미루다가 병을 키운 사례다. 지독한 통증에 시달리면서 외출은 꿈도 꾸지 못했다는 옥민 씨는 친구가 세바른병원에서 프롤로테라피를 받고 큰 효과를 봤다는 이야기를 듣고 한걸음에 달려왔다. 그토록 두려워하던 수술을 하지 않고 통증이 나을 수 있다는 기대감에 잔뜩 부풀어 병원을 찾은 것이다. 하지만 막상 진료를 시작해보니 연골 손상이 너무 심해서 프롤로테라피로는 재생이 아예 불가능한 상태였다. 이와 같은 경우에는 인공관절을 삽입하는 인공관절치환술만이 근본적인 해결책이 될 수 있음을 차근차근 설명을 드렸더니 어렵게 용기를 내서 수술을 결심했고 무사히 수술과 재활치료를 마친 후 통증 없는 즐거운 삶을 되찾을 수 있었다.

또 다른 경우도 있다. 어깨가 아파서 병원을 찾았다는 53세 유학림 씨는 어느 날 갑자기 오른쪽 팔을 들어 올릴 때 찌르는 듯한 통증이 느껴지고 누운 상태에서 아픈 어깨 쪽으로 돌아누우려면 너무 아파서 비명이 절로 튀어나온다고 했다. 오십견이라는 생각에 마사지도 받아보고 찜질도 해봤지만 통증은 사라지지 않았기에 병원을 찾았다. 검사 결과 학림 씨의 병명은 오십견이 아닌 석회화건염이었다. 석회화건염은 어깨 힘줄에 석회질이 생기면서 통증이 나타나는 질병으로 석회질이 생기는 원인은 정확히 밝혀지지 않았지만, 어깨를 무리하게 사용하거나 회전근개의 혈관이 감소하는 데에 영향을 받는 것으로 추정된다. 학림 씨의 경우에는 초기 석회화건염인 데다가 증상이 발생하자 비교적 빨리 병원을 찾았기 때문에 프롤로테라피보다는 체외충격파를 받았다. 간단한 치료임에도 효과가 좋아서 빠른 시간 안에 통증이 가라앉고 어깨의 움직임도 한결 편해졌다.

두 사례에서 알 수 있듯이 관절 통증의 치료에 프롤로테라피가 만병통치일 수는 없다. 관절전문병원이라고 하면 단순한 주사치료나 비수술 치료만을 기대하기 쉬운데 환자의 증상에 따라서 다각화된 치료 방법을 적용할 수 있는 병원을 찾아야 빠른 시간 안에 정확한 치료를 받을 수 있다.

100명의 환자가 프롤로테라피를 받는다고 하면 그중에서 바로 효과를 볼 수 있는 환자는 90명 정도에 불과하다. 나머지 10명은 더디게 효과가 나타나거나 드물게는 치료 효과가 없을 수도 있는데, 이때 이 10명의 환자에게 적절한 치료법을 찾아서 제시할 수 있는 병원이 진짜 실력 있는 병원이라고 생각한다. 만약 서서히 호전되는 환자라면 프롤로테라피를 한 번 더 시도해볼 수도 있을 것이고 연골 재생이 불가능한 경우에는 인공관절치환술을 권할 수도 있는 것이다. 중요한 것은 환자에게 꼭 필요한 치료법을 찾고 정확한 답을 제시할 수 있는 병원을 찾아야 보다 확실하고 빠른 치료를 받을 수 있다는 사실이다. 수술이냐 비수술이냐 고민하기 전에 자신의 질환에 맞는 적절한 치료법을 찾고 진단하는 것이 먼저다.

04

· · · ·

의사와 환자는 한 팀이다

_ 김주현 원장

● 의사가 힘들어야 환자가 편하다

나는 진료실에 들어온 환자와 뜨겁게 악수를 나누는 순간을 가장 좋아한다. 이때 나와 악수를 나누는 환자들은 모두 내게 치료를 받고 극심한 통증에서 성공적으로 해방된 사람들이다. 나도 그도 기나긴 고통의 터널을 빠져나오기 위해 최선을 다했고 그 결과가 만족스러울 때, 우리는 악수를 나누는 것으로 감사와 기쁨을 표현한다.

의사는 사람들을 직접적으로 도울 수 있는 뜻깊은 직업이다. 나는 우리 병원에 이런 순수한 즐거움이 되도록 많이, 오래 남아 있기를 진심으로 바란다.

그러려면 의사는 끊임없이 공부하고 노력해야만 한다. 매일 쏟아지는 의학지식을 틈틈이 익히는 것은 물론, 환자에게 더욱 효과적인 치료법은 없는지도 꾸준히 연구해야 한다. 기존의 지식을 그대로 답습하고 자기가 아는 테두리 안에서만 진료를 하면 의사는 편할지 모르지만 환자들은 힘들어질 수밖에 없다. 나는 의사가 조금 힘이 들더라도 환자를 위해서 항상 최선을 다해 노력하는 쪽을 선택했다.

내가 막 전문의 생활을 시작했을 무렵에는 관절 질환을 앓고 있는 환자들 중 소위 '애매한' 환자로 분류되는 사람들이 꽤 많았다. 여기서 '애매하다'는 것은 수술을 할 정도로 최악의 상황은 아닌데 약물이나 물리치료만으로는 통증이 가시질 않는 사람들을 의미한다. 즉, 환자는 아픈데 의사는 더 이상 해줄 것이 없는 사람들이다.

과거에는 관절 치료라고 하면 닳은 관절을 걷어내고 인공관절을 끼워 넣는 재건의학이 주를 이루었는데 사실 인공관절 자체가 기대 수명이 10년 내외이기 때문에 섣불리 수술부터 할 수는 없다. 그래서 최대한 자신의 관절을 사용하다가 더 이상 어쩔 수 없을 때 인공관절수술을 하는데, 이 과정에서 수술할 수도 없고 통증 또한 견딜 수가 없는 환자들이 대거 생겨났다.

그렇다면 이런 환자들은 어떻게 해야 하는 걸까? 실제로 나를 찾아온 환자들 중에서는 수술은 하기 싫거나 할 수 없는데 관절이 너무 아파서 우울증까지 앓고 있는 사람도 상당수 있었다. 나는 이런 환자들에게 답을 주고 싶다는 마음으로 당시 빠른 속도로 발전하고 있던 재생의학 쪽으로 눈을 돌렸다. 재생의학은 우리 몸의 치유력을 높여 세포 조직이 스스로 다시 살아나도록 돕는 치료이다. 대표적인 치료법으로는 자가줄기세포이식술과 프롤로테라피가 있는데 둘 다 치료 과정이 기존의 수술보다 간단하고 효과 또한 좋아서 매력적인 치료법들이다. 이와 같은 첨단 치료법을 국내에 처음 도입할 때는 주변의 우려도 많았고, 나 또한 새로운 공부가 많이 필요해서 힘든 시기도 있었지만 직접 환자들을 치료하고 보니 새로운 치료법에 도전하기를 참 잘했다는 생각이 든다. 현재 이 두 가지 치료법은 국내 관절 질환의 대표적인 치료법이자 환자의 시간, 비용, 노력 대비 최상의 결과를 보이는 인기 치료법으로 자리를 잡았다.

● 답은 환자에게 있다

"원장님이랑 이야기를 나누고 나니 마음이 한결 편해졌어요." 나는 진료 상담시간이 긴 의사로 유명하다. 환자의 이야기를 가능한 한 많이 듣고, 치료 방법 등을 알기 쉽게 차근차근 설명하다 보면 자연스럽게 상담시간이 길어질 수밖에 없다. 아직도 병원이라고 하면 어렵게만 생각하는 사람들이 많은데 이는 어느 정도 의사들의 잘못도 있다고 본다. 환자들은 몸이 아프기 때문에 평소보다 방어적인 자세를 취할 수밖에 없는데, 이때 그들의 마음을 제대로 이해하지 못하고 무신경하게 대하면 의사와 병원에 대한 두려움과 불신이 더욱 커질 뿐이다.

어깨 통증으로 우리 병원을 찾은 61세 김영길 씨가 그런 경우였다. 그는 무려 2년 동안이나 오른쪽 어깨가 아프고 잘 움직이지 않는 증상에 시달려왔다고 했다. 여기저기 병원을 다니면서 다양한 치료를 받았지만 그때마다 낫지 않아서 고민이 많았고 또 무작정 수술해야 한다고 겁부터 주는 병원이 많아서 병원과 의사에 대한 불신이 커질 대로 커져 있었다. "수술 그거 별 거 아닙니다"라는 말이 제일 듣기 싫다던 그는 "남자가 쩨쩨하게 수술을 무서워하냐는 이야기도 많이 들었습니다. 그래도 수술은 무섭습니다"라며 수술 치료에 대한 강한 두려움을 토로했다. 영길 씨의 경우에는 수술도 수술이지만 생업이 바빠서 재활치료에 긴 시간을 낼 수 없는 점도 선뜻 수술을 받지 못하는 이유이기도 했다. 그의 이야기를 다 듣고 나서 검사를 해보니 다행히 프롤로테라피로도 어느 정도는 호전될 수 있을 것이라는 판단이 들었기에 서로 잘 상의한 다음 치료를 시작했다. 놀라운 것은 환자가 바라는 치료를 시작해서인지 생각보다 치료 효과가 좋았고 시술 후 예상보다 훨씬 빨리 통증이 가라앉았다. 바쁜 그를 위해 집에서 할 수 있는 운동치료법을 알려주었더니 열심히 따라주어 관절의 운동 범위도 하루가 다르게 회복되었다.

가끔은 병의 치료 이전에 환자의 마음을 먼저 들여다보는 것이 치료 효과를 높여주기도 한다. 다이어트를 위해 러닝머신에서 뛰다가 무릎에 통증을 얻어 병원을 찾은 30세 박지우 씨가 그 좋은 예다. 그녀는 무릎의 연골연화증을 진단받았다. 통증의 직접적인 원인은 무리한 러닝머신 사용에 있었지만, 병의 근본적인 원인은 2년 전 출산하고 체중이 15kg이나 증가한 데 있었다. 체중이 증가하다 보니 무릎 연골이 지속적으로 압박을 받아 약해지고 물러지는 연골연화증이 된 것이다. "제가 너무 뚱뚱한 거죠? 빨리 살을 빼야 하는 거죠?" 출산 후 육아 스트레스에 체중 스트레스까지 겹쳤던 지우 씨는 눈물까지 글썽이며 자신의 비만을 탓했다. 나는 그녀를 다독이면서 "균형 잡힌 식사를 하고 잘 쉬면 오히려 살이 빠질 겁니다. 무릎부터 치료하고 나서 천천히 조금씩 다이어트해도 됩니다" 하고 격려의 말을 전했다. 한결 느긋해진 마음으로 연골을 강화하는 프롤로테라피를 받은 지우 씨는 두 달 후 통증이 크게 줄어들었음은 물론이고 살도 많이 빠져 있었다. "선생님 말씀대로 잘 쉬고 골고루 먹으니까 오히려 다이어트가 되더라고요. 몸이 가벼워지니까 치료도 더 잘 되고

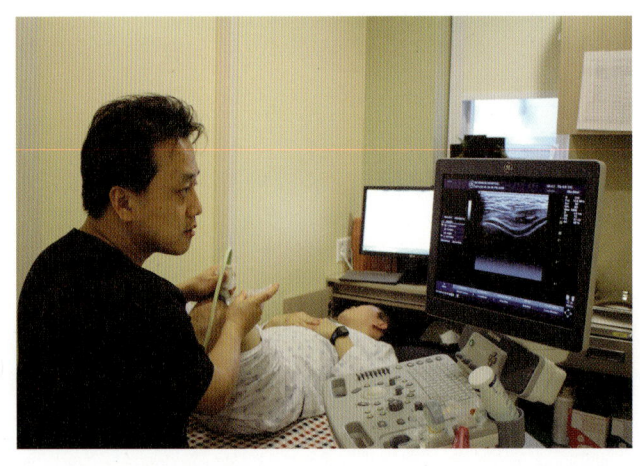

프롤로테라피를 시술하고 있는 김주현 원장

요즘 살맛 나네요." 움직임에 무리가 없어져 수영을 배우기 시작했다는 그녀는 치료가 완전히 끝날 때쯤에는 출산 전 몸매로 복귀해 있었다.

지우 씨처럼 연골연화증을 치료하기 위해 체중 감량이 필수적이라는 것은 환자 본인이 더 잘 알고 있다. 따라서 굳이 "살을 빼라"는 이야기를 해서 마음의 상처를 줄 필요가 전혀 없다. 그녀에게는 오히려 '살은 천천히 빼도 되는 것'이라는 위로가 절실한 상황이었기 때문이다. 결국 환자는 자신에게 필요한 것이 무엇인지 제일 잘 알고 있기 때문에 의사는 이를 부드럽게 일깨워주는 역할만 충실히 하면 된다. 그러려면 환자의 이야기에 더욱 집중할 필요가 있다.

● 의술이 인술이다

가끔 최선을 다해 치료했고 검사 상 소견이 좋음에도 불구하고 환자의 통증은 전혀 가라앉지 않는 경우가 있다. 사람의 몸은 기계와 다르기 때문에 이럴 때는 의사로서도 참 난감하다. 그런데 이때 "더 이상 치료 방법이 없습니다" 하고 단호하게 말하는 것보다 "많이 아프시죠? 도대체 왜 낫지 않을까요?" 하고 같이 걱정하면서 따뜻한 위로의 말을 건네면 신기하게 통증이 다소 누그러지는 경우가 있다. '의술(醫術)이 인술(人術)'이라는 말이 와 닿는 순간이다. 병은 단순한 치료 대상일지 몰라도 환자는 다르다. 환자는 감정이 있는 사람이기 때문에 심리적인 요인이나 몸 상태, 사회적 상황 등이 제각각이며 여기에 잘 맞춰 치료할 필요가 있다. 일괄적이고 획일적인 진료와 치료가 아니라 환자가 원하는 것을 정확하게 파악하고 여기에 의사가 지닌 의학적 지식을 더해 치료하는 쪽이 치료 효과가 더 좋을 수밖에 없다.

경북 칠곡에서 프롤로테라피 이야기를 듣고 병원을 찾았다는 72세 유순미 씨는 검사 결과 프롤로테라피가 부적합하여 인공관절치환술을 받아야 한다는 이야기를 듣고 크게 낙담했다. 이미 약물치료나 주사치료, 물리치료는 받을 만큼 받아왔고 더 이상 수술 말고는 방법이 없다는 말에 막막한 기분이 들었을 것이다. 게다가 집도 멀어서 입원을 해야 하는 부담감에 걱정은 점점 더 깊어지기만 했다. "지금처럼 아픈 것보다는 낫지 않을까요? 다시 집으로 가실 때는 건강하게 귀가할 수 있도록 최선을 다해봅시다." 결정을 힘들어하는 순미 씨에게 '그래도 정확한 치료가 낫다'고 말을 하며 왜 프롤로테라피를 할 수 없는지 다시 한 번 차근차근 설명을 했다. 어렵사리 인공관절치환술을 받기로 결심한 순미 씨는 수술 후 경과가 좋아서 빠르게 회복했다. 그런데 퇴원 전 그녀가 빙그레 웃으면서 나에게 살짝 "이젠 집에 가기가 싫어요" 하는 것이 아닌가. 이유인즉 혼자 입원해 있는 순미 씨를 위해 간호사는 물론, 의료진들이 수시로 찾아와서 안부를 묻고 신경을 써주다 보니 집보다 병원이 더 편하고 좋아졌다고 한다. "집에 가면 밥 달라는 남편밖에 없는데 여기서는 다들 내 무릎 걱정만 해주니까 더 힘이 나더라고요" 하고 덧붙이기도 했다. 사실은 나도 순미 씨가 혼자 입원해 있다는 것이 마음에 걸려서 시간이 나면 병실을 들러보는 등 신경을 쓰고 있던 참이었다. 간호사들이나 의료진들도 한마음으로 순미 씨의 회복에 신경을 쓴 모양이다. 순미 씨는 병원 전체가 자신의 완치를 응원하는 느낌이라 한결 치료 효과가 빠른 것 같다고 좋아했다.

병원을 찾은 환자가 치료에 만족하고 환하게 웃을 때, 그 미소를 보는 것이 의사로서는 최고의 보람이다. 아마 대부분의 의사들이 그렇겠지만 의사는 환자의 병이 낫는 것을 목표로 진료하고 치료하면서 산다. 내가 시간이 흐르면 흐를수록 환자의 이야기에 귀를 기울일 수밖에 없는 이유도 그것이다. 치료를 하면 할수록 병의 해결책은 의사인 내가 아닌 정작 병을 앓고 있는 환자에게 있다는 생각이 든다. 똑같은 치료법이라도 환자가 병을 충분히 이해하고 의사를 신뢰할 때 그 효과가 더 좋은 이유도 여기에 있다. 그래서 나는 오늘도 환자와 더 많이 대화하고 틈틈이 부족한 공부를 하면서 산다. 환자가 행복해야 의사도 행복하고 환자가 웃어야 의사도 웃을 수 있다. 의사는 환자의 병을 치료하는 전지전능한 존재가 아니라 환자의 완치를 응원하는 한 팀이자 동반자이기 때문이다.

05

관절 치료, 인내가 필요하다

_ 정재헌 원장

● 잊을 수 없는 환자

나에게는 잊을 수 없는 환자가 한 명 있다. 무려 20년 동안 류마티스관절염을 앓았다는 75세 조용우 씨가 그 주인공이다. 그는 오랜 투병으로 목, 허리, 손목, 어깨, 무릎 등 관절이라는 관절은 죄다 붓고 아파서 이미 여러 병원을 전전한 이력이 있는 환자였다. 최근 들어 무릎 관절의 변형과 통증이 견딜수 없을 지경으로 심각해져서 이번이 마지막이라는 생각으로 목발에 의지한채 나를 찾아왔다. 당시 용우 씨의 무릎 관절은 심하게 부어 있어 화농성관절염이 의심되었다. 하지만 정작 본인은 병이 오래된 데다 치료마저 제대로 이루어지지 않아서인지 의사에 대한 신뢰가 전혀 없었고 무기력한 삶에 지쳐 심한 우울증까지 앓고 있었다.

외래 진료실에서 한 시간 가량 설득해서 겨우 검사를 진행했고 처음 의심했던 대로 화농성관절염으로 진단을 받았다. 염증에 대한 수술부터 빨리 진행해야 하는 상황이었다. 이를 설명하니 용우 씨는 "수술은 필요 없으니 약이나 주세요. 내 병은 내가 더 잘 압니다"라며 추가 검사나 수술을 완강하게 거부했다. 하지만 관절의 염증이 이미 뼈에까지 파급된 상태라 더 이상 수술을 지체하면 치료가 불가능하리라 판단했기에 나는 보호자인 두 딸에게 급히 연락해서 상태를 자세히 설명했다. 다행히 두 딸은 치료 의지가 강했고 수술에 대해서도 긍정적이었다.

나는 보호자인 두 딸과 환자인 용우 씨와 마주앉아 병과 수술에 대해 오랜 시간 설명을 했다. 결국 용우 씨는 나의 끈질긴 설득에 못 이겨 수술을 결정했다. 일단 염증이 심각한 오른쪽 무릎부터 수술했고 경과는 상당히 좋았다. 하루하루가 지나며 통증이 점점 사라지자 용우 씨의 얼굴 또한 차차 밝아졌다. "진작 선생님 말씀을 들었어야 했는데…"라며 미안한 기색을 내비치기도 했다. 그런데 오른쪽 무릎을 수술한 지 고작 일주일 만에 왼쪽 무릎이 붓고 아프기 시작했다. 검사를 해보니 왼쪽 무릎 역시 오른쪽 무릎과 같은 화농성관절염이 발병해 있었다.

증상을 설명하자 용우 씨는 대뜸 "거 봐요. 내가 내 무릎은 못 낫는 병이라고 했지요?" 하고 크게 낙심한 모습을 보였다. 하지만 여기서 포기할 수는 없었다. 나는 용우 씨를 달래고 설득해서 아픈 왼쪽 무릎 역시 오른쪽 무릎과 같이 염증 제거 수술을 받도록 했고 3개월 후에는 염증이 완전히 좋아진 오른쪽 무릎에 인공관절치환술까지 시행했다. 다행히 모든 수술이 좋은 경과를 보였고 이제 남은 것은 왼쪽 무릎의 염증이 가라앉는 대로 인공관절치환술을 진행하는 것뿐이었다.

하지만 치료가 끝나간다고 좋아하던 것도 잠시, 왼쪽 무릎에서 염증이 재발해버렸다. 그 때문에 그나마 용우 씨와 쌓았던 신뢰마저 와르르 무너지고 말았다. 크게 실망한 용우 씨가 "수술해도 소용없지 않습니까? 다시는 수술 안 합니다!"라며 전보다 더 강하게 수술을 거부하기 시작했던 것이다. 보호자인 두 딸을 만나서 다시 설득했지만, 환자는 물론 보호자도 여러 차례의 수술에 지친 낯빛이 역력했고 덩달아 나도 자신감을 잃어버렸다. '정말 좋아질 수 있을까? 괜히 억지로 수술했다가 또 염증이 재발하면 어떡하지?'라며 나도 모르게 상심하고 있었다. 그런데 이런 내 마음을 어떻게 알았는지 "선생님, 오른쪽 무릎이라도 좋아진 게 어디예요? 저희는 선생님 말씀만 믿고 따를게요"라며 용우 씨의 두 딸이 나를 격려해주었다. 보호자가 의사를 위로하는 말도 안 되는 상황이었지만 덕분에 나도 힘을 얻어서 다시 한 번 용우 씨를 설득할 수 있었고 겨우겨우 염증 재수술을 했다. 이후 성공적으로 인공관절치환술을 시행하여 이 기나긴 치료도 막을 내렸다.

그로부터 1년 후 용우 씨의 생활은 180도 달라졌다. 목발 없이 외래 진료를 올 수 있게 되었으며 통증이 줄어들자 자연스럽게 우울증 약도 끊었다고 한다. 최근에는 적당한 운동까지 즐기며 사람답게 살 수 있게 되었다고 즐거워하기도 했다. 통증 때문에 잔뜩 찡그리고 있던 얼굴은 온데간데없이 사라지고 어느새 미소가 가득한 부드러운 얼굴로 바뀌어 있었다. 만날 때마다 "선생님 덕분에 새 인생을 삽니다"라며 연신 감사 인사를 건네는데 오히려 내가 고마운 마음이 들었다. 이렇게 길고 힘든 싸움을 내 말 하나만 믿고 잘 따라주었다는 생각에 저절로 고개가 숙여지는 것이다. 그렇기에 용우 씨는 기억에 남는 환자이자 긴 싸움을 함께 이겨낸 특별한 존재다.

● 관절 치료는 장기전

관절 질환은 치료 효과가 다른 질환에 비해 상대적으로 더딘 편이라 환자들을 조바심 나게 하는 경우가 많다. 획기적인 비수술 치료법으로 인기를 끌고 있는 프롤로테라피의 경우도 비교적 초기 질환이 아니면 2주 간격으로 3~5차례 정도는 시술을 받아야 일상으로의 복귀가 가능하고 성공적으로 관절내시경술을 받았다 해도 예전의 상태로 회복하려면 수술 후 꾸준한 물리치료와 체계적인 관리가 병행되어야 한다. 이렇다 보니 치료 과정에서 중도 포기를 하거나 다른 치료를 찾아보는 등 환자들의 이탈 행위가 유독 많은 편이다.

관절 질환의 원인이 퇴행성인 경우가 많고 또 급성 손상의 경우에도 수술을 하는 경우가 많아 회복이 더딜 수밖에 없으므로 관절 치료를 시작했다면 마음을 느긋하게 먹을 필요가 있다. 나이가 들면서 조금씩 문제가 생긴 만성적인 질환을 하루아침에 고치기란 불가능하기 때문이다. 또 한 번의 치료나 수술로 드라마틱한 경과를 보았다고 해도 이후 언제 재발할지 모르므로 지속적인 관찰이 필요하다. 따라서 관절 전문의는 남다른 책임감과 끈기가 요구된다.

전공의 시절 나의 은사님은 지독하게 깐깐한 것으로 유명한 교수님이셨는데, 환자 치료에 있어서는 거의 완벽을 추구할 정도로 철두철미한 분이라 언제 어디서나 담당 환자에 대해서는 A부터 Z까지 막힘없이 외우고 있어야 했다. 우리끼리는 '의사가 아니라 자판기'라며 우스갯소리를 나눌 정도로 시달렸는데 실제로 자다가도 환자 이름을 대면 '몇 세, 무슨 환자이고 수술한 지 며칠이 지났고 현재 상태가 어떠하며 최근 검사 결과가 어떠했다'고 줄줄 읊는 테스트를 수시로 받고는 했다. 당시에는 이런 훈련이 힘들기도 하고 짜증도 났지만 교수님은 전혀 개의치 않으셨다. 나중에 전문의가 되고 보니 이때 받은 훈련이 큰 도움이 되었는데, 무엇보다도 환자에 대한 책임 의식이 아주 강해져 있었다. 환자의 상태를 일일이 체크해야 막힘없이 증상이나 상황을 이야기할 수 있고 또 한 번이라도 더 들여다봐야 외우는데 용이하다 보니 자연스럽게 환자를 대할 때 모든 증상을 두 번 세 번씩 꼼꼼하게 체크하는 습관이 저절로 들었던 것이다. 관절 치료가 더디고 길어지면 환자도 힘들지만 의사도 지치거나 자신감을 상실하는 경우가 많은데 이때 강한 책임 의식이야말로 최고의 자산이자 의사를 다시 뛰게 하는 특별한 원동력이 될 수 있음을 오랜 세

월이 지나고서야 깨달았다. 이미 은사님은 무엇이 가장 필요한지를 알고 계셨던 모양이다.

● 놔두면 낫는다?

2014년 대한류마티스학회에서 다소 충격적인 발표를 한 적이 있다. 우리나라에서 류마티스관절염의 진단까지 걸리는 기간이 선진국에 비해 3~5배나 늦는다는 내용이었다. 류마티스관절염은 발병 후 1년 이내에 치료를 받아야만 하는데 관절 전문의로서는 참으로 안타까운 조사 결과가 아닐 수 없다.

우리나라 사람들은 관절이 아프면 대부분 '놔두면 좋아진다'고 생각하는 경향이 있다. 또 노년층의 경우에는 '어차피 남들도 다 앓는 증상'이라는 생각으로 집에서 진통제를 복용하거나 찜질을 하는 등 가벼운 자가 치료만 하고 예사로 넘기는 경우가 많다. 하지만 퇴행성관절염이 노화에 따라 자연스럽게 나타나는 질환이라고 해서 치료까지 그저 손을 놓고 있어도 된다고 생각하면 큰 오산이다.

경기도에 사는 50대 박철환 씨는 농사를 지을 때마다 무릎이 조금씩 아프기 시작한 것이 나중에는 무릎을 굽혔다 펴는 것조차 참기 힘들 정도로 심한 통증이 되었다고 한다. 더구나 무릎이 안쪽으로 휘어 다리 모양도 O자형으로 변형되어 있었다. 그가 병원을 찾는 데 걸린 시간은 무려 3년이었다. 3년 전부터 증상이 나타났는데도 꾹 참기만 하다가 심각한 다리 변형이 생긴 다음에야 병원을 찾은 것이다. 환자의 나이가 많지 않고 또 수술을 몹시 꺼려하기에 연골을 재생시키는 프롤로테라피를 5회 정도 실시해서 통증은 크게 완화되고 일상생활도 무리 없이 할 수 있을 정도로 치료가 되었지만 이미 휘어진 다리는 다시 되돌릴 수 없었다. 조금만 빨리 치료했으면 비용도 적게 들고 치료 기간도 더 짧았을 거라는 안타까운 마음에 "자칫 더 늦었으면 연골이 다 닳아서 인공관절치환술을 받았을지도 모릅니다"라고 그만 잔소리를 늘어놓고 말았다.

관절 치료가 장기전인 것은 맞지만 초기에 적절한 진단과 치료를 받는다면 긴 시간을 상당 부분 단축시킬 수 있다. 대부분의 환자들은 혼자 병을 잔뜩 키운 다음 뒤늦게 병원을 찾아와 힘겹게 치료하는 경우가 많다. 빠른 치료를 원한다면 관절 통증이 1~2주 이상 지속되거나 통증의 재발이 반복될 때 병원을 방문해 진단받는 것이 좋다. 통증을 방치하면 방치할수록 치료 기간도 점점 길어질 수밖에 없다는 사실을 명심하자. 통증은 통증대로 다 겪고 길고 힘겨운 치료를 하느라 고생할 필요가 뭐가 있을까? 하루라도 빨리 병원을 찾아 정확한 진단과 효과적인 치료를 받는 것이 현명하다.

· · · ·

06

치료보다 관리가 중요하다

_ 정재헌 원장

● 통증 없는 삶은 축복이다

스위스의 철학자 H.F 아미엘은 "건강이 있는 곳에 자유가 있다. 건강은 모든 자유 가운데 으뜸이다"라고 했다. 한 번이라도 관절 통증을 겪어본 사람이라면 이 말이 그야말로 뼛속까지 와 닿을 것이다. 관절이 아프면 모든 움직임이 부자연스러워진다. 인간도 동물(動物)이 아닌가? 움직일 수 없으면 삶은 불편해지기 시작한다.

어느 날, 40세 김서현 씨가 진료실을 찾아왔는데 척 보기에도 지팡이를 짚고 절뚝거리며 걷는 모양새가 상당히 불편해 보였다. 평범한 가정주부라고 자신을 소개한 그녀는 나이에 비해 훨씬 늙어 보였고 얼굴에는 수심이 가득했다. 병의 원인을 묻자 한참을 머뭇거리더니 "사실은 다친 지가 좀 되어서요" 하고 말문을 열었는데, 그 사연이 기가 막혔다. 20대 중반에 스키를 타다가 넘어지면서 무릎을 다쳤는데 무릎에서 무언가가 끊어지는 듯 '탁' 소리가 나고 얼얼할 정도로 통증이 있었지만 흔히 있는 일이려니 하고 그냥 방치했다고 한다. 후에 뒤늦게 병원을 찾았더니 양쪽 무릎 모두 전방십자인대파열로 진단받았고 수술을 권유받았다. 무릎이 조금 시리고 엉덩이 쪽이 뻐근한 것 외에는 큰 통증이 없다는 이유로 수술을 미루고 이 병원 저 병원을 다니면서 약물치료, 주사치료 등만 수십 차례 받으면서 지내다가 상태가 점점 악화되었다고 한다.

현재 그녀는 좋아하는 스키는 말할 것도 없고 바깥출입조차 자유롭지 못한 처지가 되었다. 서현 씨에게는 양측 전방십자인대재건술과 교정절골술을 시행했고 다행히 치료 경과가 좋아 수술 후 수개월의 재활 기간을 거쳐 일상생활로 복귀할 수 있었다. "오랜만에 집 앞 공원을 걸었더니 속이 다 후련하네요! 이렇게 편하고 좋은 것을 그동안 왜 그렇게 미련을 떨었는지…." 수술한 지 1년 만에 외래 진료를 위해 병원을 찾은 그녀는 이제야 제 나이처럼 보였다. 뒤늦게라도 건강을 회복했으니 다행한 일이지만 자유를 잃고 보낸 지난 10여 년의 고통은 누가 어떻게 보상해줄 수 있을까, 하는 생각에 어쩐지 씁쓸한 기분이 들었다.

관절 전문의로서 관절을 치료하는 것은 단순히 아픈 곳을 낫도록 하는 치료

행위이기도 하지만, 더불어 환자의 삶의 질을 높여주는 의미 있는 일까지 겸하고 있다는 자부심이 샘솟고는 한다. 서현 씨의 사례에서도 알 수 있듯이 관절이 아픈 사람은 마음껏 다니고 움직일 자유를 강제로 박탈당한다. 이를 회복시켜주는 역할을 관절 전문의가 하는 것이다. "돈이고 뭐고 다 필요 없어요. 안 아픈 게 천국이고 행복입니다." 고통에서 해방된 서현 씨는 통증 없는 오늘 하루, 그 특별한 가치를 새삼 깨닫는다며 환하게 미소 지었다.

● 관절 치료, 그 후

어떤 치료든 100퍼센트 완치란 있을 수 없는 법이다. 관절 치료도 마찬가지다. 현재의 통증을 감소시키고 가능한 범위에서 회복할 수 있도록 돕는 정도이지 질환을 앓기 이전의 상태로 온전하게 되돌려놓는 수술이나 치료법은 아직 없다. 치료를 받고 상태가 호전되면 지난날의 고통은 언제 그랬냐는 듯 잊어버리는 환자들이 많다. 하지만 한 번 관절 질환을 앓은 사람은 잠재적인 관절 질환자이기 때문에 이전과 같은 방식으로 관절을 관리하거나 무리한 운동 또는 통증을 무시하는 행동 등 관절이 손상되기 전의 생활방식으로 돌아가면 또다시 관절이 망가질 수밖에 없다.

왼쪽 무릎 관절이 쑤시고 아파서 유명하다는 병원은 다 찾아다니며 약물치료와 물리치료, 주사치료 등을 닥치는 대로 시행했다는 55세 임정은 씨는 뼈

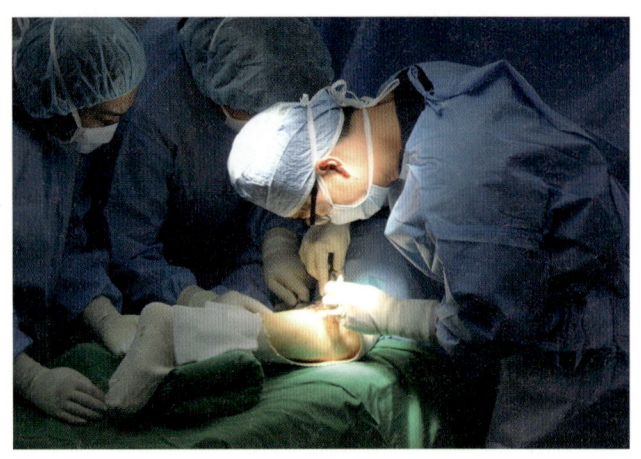

무릎관절슬와낭종제거술을 하고 있는 정재헌 원장

족한 해결책을 찾지 못해 내원을 했다. 무릎이 안쪽으로 휘어들어가는 O자형 다리로의 변형이 시작되었으며 혼자서는 걷기 힘들 정도로 통증이 심한 상황이었다. 검사를 해보니 퇴행성관절염이 중기를 넘어선 데다가 주사치료로는 더 이상 효과가 없는 상태라 휜 다리를 교정할 때 자주 사용하는 교정절골술을 감행했다. 절골술이란 무릎 안쪽의 부분적인 연골 손상을 입은 환자에게 적합한 치료로 무릎 관절 자체를 수술하는 방법이 아닌 무릎 관절 아랫부분, 즉 종아리뼈를 교정해서 무릎을 반듯하게 펴주는 수술을 뜻한다. 인공관절치환술과 달리 본인의 관절을 유지할 수 있다는 장점이 있고 안쪽 관절에 걸리는 체중 부하를 줄여주어 무릎 안쪽 연골 재생에도 어느 정도 효과를 보이기도 하는 치료법이다. 다만 수술 후 1~2달간은 목발을 사용해야 하고 2달 후에도 얼마 정도는 보조기를 착용해야만 한다.

수술이 잘 되어서 일상생활의 불편함이 많이 사라졌기에 "이제부터 재활운동만 열심히 하면 훨씬 걷기가 수월할 겁니다"라고 격려하고 기분 좋게 치료를 마쳤다. 그런데 그로부터 정확히 3개월 뒤에 정은 씨는 다시 병원을 찾아왔다. 절골술을 받은 다리로 무리하게 운동을 하다가 교정 소실이 발생했던 것이다. 할 수 없이 같은 부위를 다시 수술해야만 했다. 1년 정도 지나 뼈가 제대로 아물면 할 수 있는 근력운동을 욕심껏 했다가 얻은 참담한 결과였다.

관절 수술을 받은 경우에는 관리도 수술 못지않게 중요하다. 운동이 꼭 필요한 것은 맞지만 예전과 같은 강도로 무턱대고 시작하면 안 된다. 처음에는 평지를 20분 이내로 가볍게 걸어보고 관절에 무리가 없으면 조금씩 운동량을 늘리는 식으로 재활운동을 해야 한다. 마치 어린아이가 걸음마를 배운다는 생각으로 새로운 관절에 몸이 서서히 적응할 수 있도록 무리 없이 진행해야 하는 것인데 정은 씨는 성격이 너무 급한 나머지 아직 채 아물지도 않은 관절로 무리한 운동을 했고 그 결과 불필요한 수술을 한 번 더 받아야 하는 크나큰 시련을 얻게 되었다.

● 사후 관리도 신경 써라

소위 관절 수술의 '종착역'이라고 불리는 인공관절치환술의 경우, 짧게는 10년 이하부터 길게는 15년 정도까지 사용할 수 있는 것으로 알려져 있다. 그런데 수술 후 관리만 잘하면 20년까지도 거뜬히 사용할 수 있다. 인공관절치환술을 받고 꾸준히 재활운동을 하면 정상적인 일상생활로도 빨리 복귀할 수 있음은 물론 인공관절도 오래도록 사용할 수 있다. 관절 질환에는 적절한 치료도 중요하지만 이에 못지않게 적극적인 재활운동도 중요하기 때문이다. 관절염이 발생한 것을 몸이 고장 난 것이라고 본다면 재활운동은 고장 난 몸의 기능을 서서히 개선시키고 다시 부드럽게 움직일 수 있도록 돕는 것이다. 관절염 환자가 운동을 하면 뼈와 연골조직이 건강하게 유지되고 관절 주위 근육도 더욱 튼튼해진다. 또 통증 때문에 생기는 관절의 경직도 상당 부분 예방된다.

심각한 팔꿈치 통증으로 내원한 63세 김정원 씨는 전형적인 성과염 증상을 보여 프롤로테라피를 받았다. 보통 정원 씨 정도의 통증과 증상이라면 프롤로테라피를 받았더라도 길게는 2개월 정도 지나야 통증이 완전히 사라지고 또 치료 중간에 진통제를 복용하는 경우도 많은데, 그는 놀라울 정도로 치료 효과가 좋고 통증도 적었다. 그 비결을 물어봤더니 "알려주신 근육 스트레칭을 '처방전'으로 생각하고 꾸준히 했습니다"라고 대답했다. 치료 후 적극적으로 관리한 덕분에 보다 빠른 치료 효과를 보았음은 물론, 앞으로의 재발 위험도 급격히 낮춘 모범 사례라고 할 수 있다.

관절에 부담을 주지 않으면서도 근력을 키울 수 있는 운동으로는 걷기 운동과 실내 자전거 타기, 수영 등을 꼽을 수 있다. 수술 후에는 아무래도 관절 부위의 근력이 많이 떨어져 있는 상태이므로 부담 없는 정도로 가벼운 유산소운동을 시작하는 것이 좋다. 또한 생활 속에서 실천할 수 있는 간단한 스트레칭을 배워두었다가 틈틈이 시행하는 것도 좋은 방법이다. 예를 들어 무릎관절염 환자라면 의자에 오랫동안 앉아 있어야 하는 경우 시간이 날 때마다 앉은 자세에서 천천히 무릎을 굽혔다 폈다를 반복하는 '무릎 진자 운동'을 양 무릎별로 10회씩 2세트 정도 실시하면 좋은 운동 효과를 볼 수 있다.

그러나 무리한 운동, 과격한 운동에 성급하게 도전하거나 무릎 등의 관절을 지나치게 구부리는 동작을 많이 하는 것은 좋지 않다. 그런 점에서 흔히 여성 건강에 탁월하다고 알려진 요가와 같은 운동도 관절 환자에게는 독이 되는 자세가 많아서 주의를 기울여야 한다. 인공관절치환술의 경우에는 수술 후 열감이나 부종을 호소하는 환자들도 많은데 이때 차가운 얼음팩을 이용해 냉찜질을 15분가량 실시하면 상태가 많이 호전됨을 느낄 수 있을 것이다. 관절 치료 후에는 균형 잡힌 식습관을 유지하고 충분한 수면을 취하는 것이 좋다. 음주나 흡연, 카페인 음료 등을 줄이거나 삼가는 것 역시 빠른 회복에 도움이 되는 습관이다. 병원에서의 성공적인 수술이 치료의 끝이 아니다. 오히려 수술은 건강한 삶을 위한 첫 번째 치료 관문을 통과한 것이므로 지속적인 관리로 평생 건강한 관절을 유지하겠다는 환자의 마음가짐이 가장 중요하다. 이를 위해서는 의사 역시 한 번 인연을 맺은 환자는 '주치의가 되리라'는 마음으로 정성을 다해 꼼꼼하게 조언하고 살피며 보다 장기적인 안목의 치료 방향을 제시해야 할 의무가 있다.

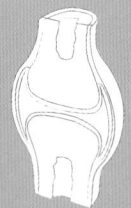

원래 관절염은 뇌졸중, 치매와 함께 '노인병'으로 불렸다.

60대 이하의 사람에게는 잘 발병하지 않는 질환인 데다

가 65세 이상부터 환자 수가 기하급수적으로 늘어나기 때

문이다. 하지만 최근에는 관절염 환자의 연령대가 점점

낮아지면서 노인병이라는 말도 옛말이 되었다.

Part 2

통증,
원인을 알면
잡을 수 있다

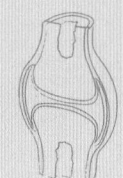

내 관절은 왜 아플까?

● '관절이 아프다'는 것

우리 몸에는 무려 206개의 뼈가 있다. 뼈와 뼈 사이를 부드럽게 연결시켜주는 것이 바로 '관절'이다. 간단한 예로 온몸에 깁스를 했다고 상상해보자. 당장 밥은 어떻게 먹을 것이며 화장실은 어떻게 가야 하나 고민이 시작될 것이다. 앉거나 서고 걷는 기본적인 움직임이 자유롭지 못한 것은 물론이다. 자유롭게 움직일 수 있도록 해준다는 점에서 관절은 사람이 사람답게 살 수 있도록 돕는 최고의 조력자다. 우리는 뼈와 뼈 사이에 관절이 있기에 우아하고 부드럽게, 때로는 빠르고 강하게 움직일 수 있다.

도대체 관절은 왜 아픈 걸까? 끔찍한 관절 통증에서 벗어나려면 관절에 대한 이해가 필수적이다. 사실 관절이 없었다면 뼈는 남아나지 못했을 것이다. 뼈와 뼈 사이에서 완충 작용을 해주는 구조물(관절)이 없다면 뼈끼리 쉴 새 없이 부딪혀 쉽게 닳고 또 부러질 수밖에 없다. 다행히 관절이 적재적소에 자리 잡고 있어서 뼈를 보호하고 또 뼈의 움직임을 유연하게 해주고 있다. 그렇다 보니 관절의 움직임이 너무 많은 것이 문제다. 우리가 하루에 움직이는 관절의 횟수는 무려 10만 회에 달한다. 제아무리 튼튼한 관절을 타고 났다고 해도 이토록 사용량이 많은 관절을 제대로 관리해주지 못하면 시간이 흐를수록 견뎌내지 못해 결국에는 닳거나 망가져서 문제를 일으킬 수밖에 없다.

● 관절 통증 들여다보기

사람의 몸에는 세 종류의 관절이 있다. 섬유 관절, 연골 관절, 윤활 관절이 그것인데 이는 관절을 이루는 두 뼈 사이의 공간이 비어 있는지, 채워져 있는지와 두 뼈 사이에 어떤 조직이 들어 있는지에 따라 나뉜다. 섬유 관절은 이름 그대로 두 뼈 사이에 얇은 섬유성 조직이 들어 있는 관절로, 관절임에도 거의 움직이지 못하는 것이 특징이다. 섬유 관절은 특히 머리뼈 쪽에 많은데 마치 가느다란 실로 촘촘하게 엮은 듯이 두 뼈를 섬세하고 강하게 연결하는 역할을 한다. 연골 관절은 두 뼈 사이에 들어 있는 구조물이 연골이라서 이름 붙은 관절로 탄력이 있으면서도 연하여 잘 구부러지는 것이 특징이다. 연골 관절의 종류는 초자연골, 탄성연골, 섬유연골이 있는데 우리 몸에는 초자연골이 가장 많다. 연골 관절은 움직임이 어느 정도 있는 편이지만 움직임의 범위가 다소 제한적이며 종류에 따라 운동 범위도 달라진다.

흔히 '관절'이라고 하면 떠올리는 것이 윤활 관절이다. 비교적 움직임이 많은 무릎 관절, 고관절, 어깨 관절, 손가락과 발가락 관절 등이 모두 여기에 속하는데 뼈와 뼈 사이에 작은 공간이 있고 이 공간을 질긴 주머니 형태의 자루(관절낭)가 둘러싸고 있으며 그 주머니 안에 마치 기름처럼 미끌미끌한 윤활액이 가득 들어 있는 모양이다. 윤활 관절은 움직임도 크고 사용 횟수도 가장 많은 관절인 만큼 부상의 위험이 크고 다른 관절보다 불안정한 상황에 노출되는 빈도도 높다. 하지만 관절의 구조를 살펴보면 태생적인 불안정함과 위험성을 미리 이중, 삼중으로 보완하고 있음을 쉽게 알 수 있다.

윤활 관절은 뼈와 뼈 사이에 공간이 있으므로 자칫 두 뼈를 단단하게 이어주지 못하면 움직일 때마다 뼈가 쉽게 어긋나고 흔들릴 수 있다. 이런 사고를 미연에 방지하고자 뼈와 뼈를 이어주는 '관절낭(관절주머니)'은 엄청나게 질긴 섬유재질로 되어 있다. 관절낭이 뼈를 단단하게 고정시켜주는 역할을 톡톡히 하고 있음에도 이 위에 관절낭보다 더 질긴 인대가 자리하고 또 이 인대를 탄력 있는 근육조직이 한 번 더 감싸고 있는 형태라 하나의 관절 안에 이중, 삼중의 보호 장치가 있는 셈이다. 덕분에 매일 수만 번 관절을 사용해도 뼈는 언제나 제자리에 있을 수 있다.

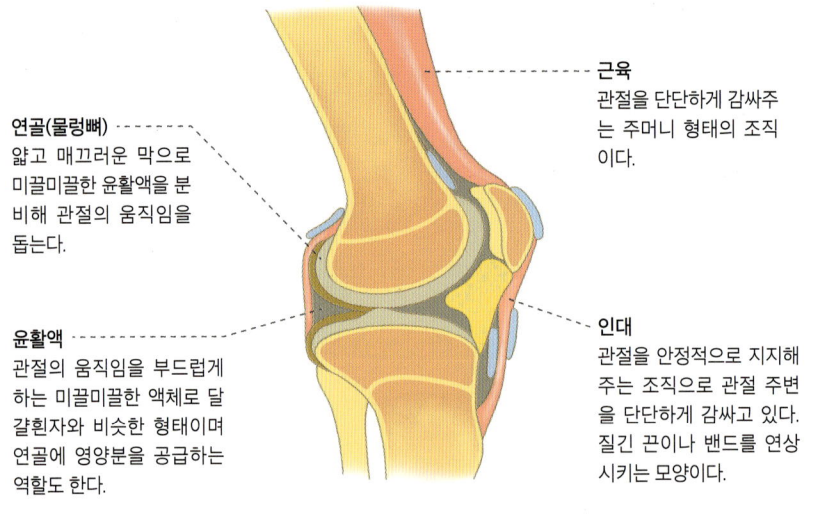

연골(물렁뼈)
얇고 매끄러운 막으로 미끌미끌한 윤활액을 분비해 관절의 움직임을 돕는다.

근육
관절을 단단하게 감싸주는 주머니 형태의 조직이다.

윤활액
관절의 움직임을 부드럽게 하는 미끌미끌한 액체로 달걀흰자와 비슷한 형태이며 연골에 영양분을 공급하는 역할도 한다.

인대
관절을 안정적으로 지지해주는 조직으로 관절 주변을 단단하게 감싸고 있다. 질긴 끈이나 밴드를 연상시키는 모양이다.

관절의 구조

윤활액의 존재도 특별하다. 뼈와 뼈가 직접 부딪치면 상당한 충격이 발생할 수밖에 없다. 이때 이를 방지하는 장치가 바로 윤활액이다. 사실 뼈와 뼈가 마주보는 면에는 연골이라고 해서 다소 물렁물렁한 뼈가 붙어 있는데 연골 자체에도 탄력이 있어서 쿠션 같은 역할을 어느 정도 기대할 수 있다. 하지만 연골만으로는 모든 충격을 완전히 흡수하기가 어렵다. 이때 윤활액이 제 기능을 발휘한다. 연골과 연골 사이에 매끄러운 윤활액이 있으면 관절이 받는 충격은 더욱 줄어들 수밖에 없다. 윤활액은 달걀흰자와 비슷하게 생겼는데 일반적인 기름보다도 윤활작용이 훨씬 뛰어나다고 알려져 있다. 연골에 영양을 공급하는 역할을 담당하기도 한다.

● 자주 아픈 관절은 따로 있다

현대인이라면 누구나 아픈 관절 하나쯤은 있다. 주위를 둘러보면 가족이나 이웃, 지인 등 가까이에 관절 질환을 앓고 있는 사람이 반드시 있을 정도다. 그만큼 관절 질환은 흔하고 또 다양하다. 관절이 닳아서 움직일 때마다 뼈와 뼈가 부딪쳐 통증을 일으키는 퇴행성관절염부터 갑작스런 충격으로 인한 연골판 손상, 윤활액에 염증이 생겨서 아픈 활액염, 관절을 감싸고 있는 인대의 손상, 원인이 밝혀지지 않은 자가면역질환의 일종인 류마티스관절염 등 관절 질환은 종류도 많고 발생 원인도 각양각색이라 일일이 나열하기도 힘들다. 하지만 우리 몸의 300여 개 관절이 전부 질환에 취약한 것은 아니며 병이 잘 나는 관절은 따로 있다. 무릎 관절, 고관절, 어깨 관절, 손가락과 발가락 관절이 '자주 아픈 관절'의 대표적인 예다. 이들 관절은 관절 중에서도 움직임이 비교적 자유로운 윤활 관절이라는 공통점이 있다.

관절 질환의 원인은 다양하지만 자주 아픈 관절들은 이유가 비슷하다. 하나는 너무 많이 사용하는 경우이고 다른 하나는 지나친 체중 부하를 받는 경우다. 전자는 움직임이 많은 관절 부위를 지속적으로 사용할 때 연골의 손상이 일어나는 것이 원인이고 후자는 목뼈나 허리처럼 무거운 물체를 지속적으로 받쳐야 하는 것이 원인이다. 목뼈는 무려 4~5kg에 달하는 머리를 항상 떠받치고 있으며 허리는 인체가 서 있을 때 체중이 주는 압박을 집중적으로 견뎌야 한다.

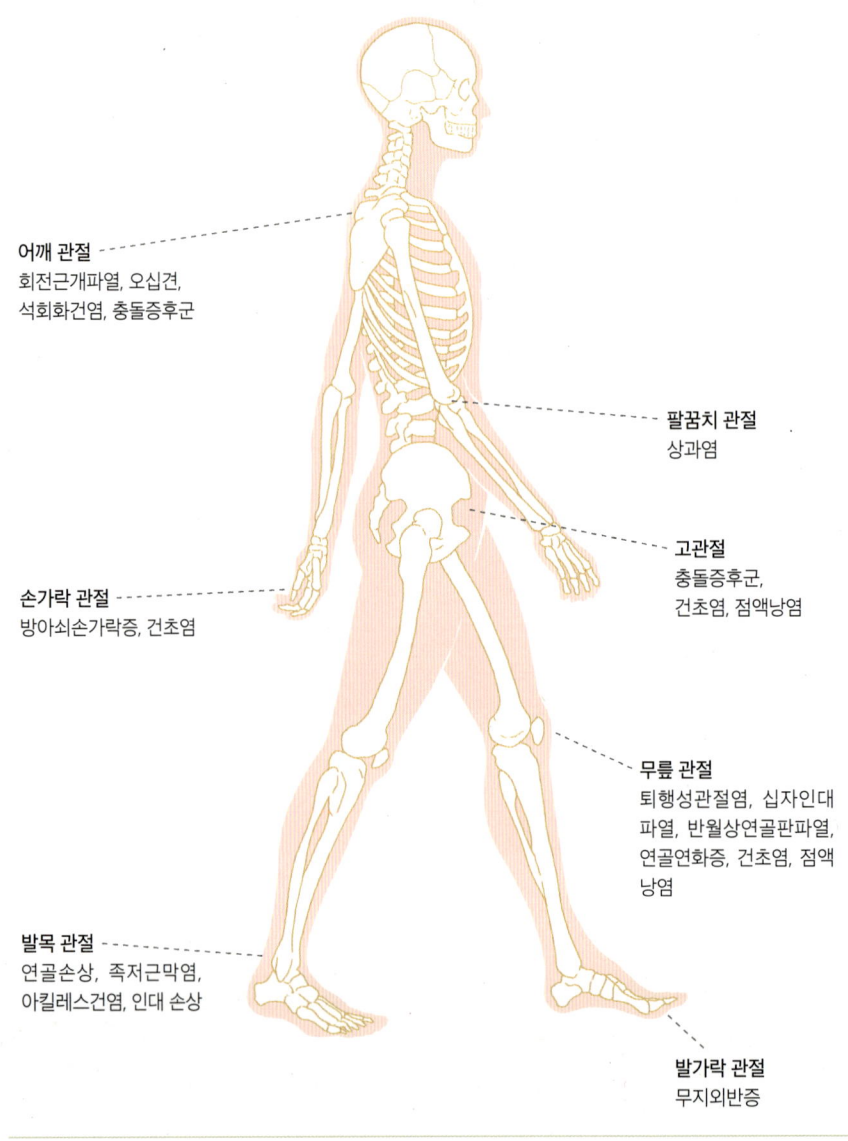

어깨 관절
회전근개파열, 오십견,
석회화건염, 충돌증후군

팔꿈치 관절
상과염

고관절
충돌증후군,
건초염, 점액낭염

손가락 관절
방아쇠손가락증, 건초염

무릎 관절
퇴행성관절염, 십자인대
파열, 반월상연골판파열,
연골연화증, 건초염, 점액
낭염

발목 관절
연골손상, 족저근막염,
아킬레스건염, 인대 손상

발가락 관절
무지외반증

관절과 주로 발생하는 질환

움직임이 많고, 체중 부하가 많을수록 관절 질환이 잘 생긴다고 했는데 안타깝게도 관절 중에는 이 두 가지의 경우를 모두 지니고 있는 관절도 있다. 바로 무릎 관절과 발 관절, 그리고 고관절이다. 이중에서도 무릎 관절은 움직임이 가장 많고 체중의 부하도 심하게 받는다. 관절 질환이라고 하면 흔히 무릎 질환을 연상하는 이유가 여기에 있다.

다른 질환과는 달리 관절 질환은 병을 키워서 병원을 찾는 환자가 유독 많은데, 그 이유는 관절의 독특한 특징 때문이다. 관절에는 혈관과 신경이 없어 여러 가지 문제를 일으킨다. 혈관이 없다 보니 상처가 나도 잘 치유되지 않는다. 관절은 윤활액을 통해 아주 소량의 영양분을 공급받는 것이 전부이기 때문에 피부나 다른 장기처럼 혈관을 통해 직접 영양분과 성장인자를 받아들이지 않으므로 상처가 나도 빨리 아물지 않고 시간이 지체되며 상처가 커지기 쉽다.

또 신경이 없기 때문에 이상이 있어도 우리 몸의 이상 신호체계인 '통증'을 잘 내보내지 않아서 초기에 병을 발견하기가 상당히 어렵다. 관절이 아파서 병원을 찾을 정도면 이미 연골의 반은 닳았다고 보는 것이 정확하다. 더구나 상태가 이 정도쯤 되면 관절낭 안의 윤활액도 상당 부분 줄어 있고 염증 물질로 오염되어 있기 쉽다.

관절의 신호를 체크하라!

관절에서 다음 증상 중 하나라도 발견되면 즉시 병원을 찾아 전문의의 상담을 받아보자.

1. 통증
관절이 조금이라도 아프면 유심히 봐야 한다. 급성 관절 질환은 해당 부위를 손으로 눌렀을 때 통증이 더욱 심해지므로 체크해보자. 퇴행성관절염 등 만성적인 관절 질환은 계단을 오르내리거나 내리막길을 내려가는 등 특정한 동작을 할 때 통증이 발생하는 경우가 많다. 이런 동작들은 관절에 체중 부하가 심해서 통증을 유발하기 때문이다. 따라서 평소에는 괜찮더라도 특정 동작을 할 때 통증이 계속 발생하면 퇴행성관절염을 의심해봐야 한다. 관절 통증이 경미하더라도 2주 이상 지속되거나 호전되었다가 다시 아프기를 반복하면 반드시 병원을 찾는 것이 좋다.

2. 소리
앉았다 일어설 때 무릎에서 나는 '우두둑' 또는 '딱딱' 소리를 무심코 넘기지 말자. 관절을 굽힐 때 소리가 나는 이유는 관절 주위의 인대나 힘줄이 뼈 돌출부와 마찰을 일으켜 발생하는 일시적인 현상이기는 하지만, 이때 통증을 동반한다면 질병을 의심해볼 수 있다. 특정 관절에서 계속 소리가 나고 통증이 동반된다면 즉시 전문의의 진단을 받아보는 쪽이 현명하다.

3. 부기
관절이 손상되면 염증 물질이 많이 생기고 관절의 구조상 염증 물질이 쉽게 빠져나가지 못해서 퉁퉁 붓는 현상이 발생한다. 따라서 관절이 부었다면 관절 질환을 의심해야 한다. 염증이 심하면 해당 부위에서 열이 나고 피부색도 붉게 변하는 등의 증상도 동반된다.

4. 경직
움직임에서 경직이 느껴지면 당장 병원부터 찾아야 한다. 일어서거나 걸어갈 때 통증이 있거나 움직임이 자유롭지 못하고 넘어질 것처럼 불안한 기분이 느껴진다면 관절에 이상이 생겼다는 신호로 봐야 한다. 자고 일어났는데 갑자기 팔에 힘이 들어가지 않거나 팔을 꼼짝도 못하는 경우도 있다.

02

• • •

관절 노화가 빨라지고 있다

● 관절 노화, 남 일이 아니다

원래 관절염은 뇌졸중, 치매와 함께 '노인병'으로 불렸다. 60대 이하의 사람에게는 잘 발병하지 않는 질환인 데다가 65세 이상부터 환자 수가 기하급수적으로 늘어나기 때문이다. 하지만 최근에는 관절염 환자의 연령대가 점점 낮아지면서 노인병이라는 말도 옛말이 되었다. 건강보험심사평가원이 발표한 자료에 따르면 퇴행성관절염 환자의 수가 2009년 112만 명에서 2013년에는 116만 명으로 매년 4%씩 꾸준히 증가하고 있다고 한다. 여기서 주목할 것은 전체 환자 10명 중 1명은 40대 이하였다는 점이다.

대부분의 관절 질환은 '노화'가 주범이다. 관절의 구조물인 관절과 뼈, 근육, 인대, 힘줄도 피부나 머리카락처럼 늙는다. 나이가 들수록 뼈마디에 붙어 있는 관절 연골이 닳고 관절 속 윤활액이 줄어든다. 관절을 지지하는 근육의 탄력도 떨어지고 인대와 힘줄도 약해진다. 혈관이 낡아서 관절 구조물에 혈액도 덜 간다. 또 나이가 든다는 것은 그만큼 관절을 많이 사용했다는 말이기도 하다. 오래 신은 신발의 뒤축이 닳는 것처럼 몸을 움직일 때마다 관절에 마찰이 생겨서 관절도 세월이 흐르는 만큼 닳는다. 팔다리를 부지런히 사용하며 사는 인간에게 무릎과 어깨, 발목 등의 퇴행성관절염은 필연적이다. 관절염이 노인병인 이유 중 하나는 나이가 들면 골밀도가 떨어지는데 뼈가 약해지면 자연히 관절의 부담도 커지기 때문이다. 여성은 폐경 이후 에스트로겐의 분비가 급격히 줄어들면서 골밀도가 갑자기 뚝 떨어지는데 이때 무릎 관절 질환이 많이 발생한다.

젊은 사람들 사이에서 관절 질환이 늘어나는 이유는 겉보기보다 관절의 노화가 더 빨라졌기 때문이다. 20대의 연골은 탄력이 넘쳐서 관절에 어느 정도의 충격이 가해져도 금방 쌩쌩하게 회복이 된다. 그런데 30대만 돼도 관절 나이가 급격히 떨어지는 것이 문제다. 요즘 같은 동안 시대에는 30~40대라고 해도 20대 못지않은 외모를 자랑하는 사람이 많은데 관절도 같이 관리하지 않으면 겉은 멀쩡한데 속은 늙은, 관절 질환자가 되기 쉽다.

● 잘못된 자세가 관절 노화를 부른다

관절이 싫어하는 자세가 몇 가지 있다. 그중에서 대표적인 것이 양반다리, 무릎 꿇고 앉기, 다리 꼬고 앉기 이 3가지인데 우리나라 사람들이 습관적으로 자주 하는 자세들이다. 양반다리는 좌식 생활을 하는 우리 문화에서는 자연스러운 동작이지만 무릎 관절과 고관절이 고통스러워하는 자세이기도 하

---

tip

관절에 나쁜 생활 습관

1. 한쪽으로 가방 메기
한쪽 어깨로만 가방을 메는 것은 어깨 관절과 척추에 나쁜 자세. 가방은 끈이 넓은 것으로 골라 양쪽 어깨에 메는 것이 좋다.

2. 어깨 움츠리고 걷기
어깨를 잔뜩 움츠리고 걸으면 어깨 관절이 굳고, 자연스럽게 고개가 앞으로 빠지고 등이 굽게 된다. 이때 몸에 힘이 빠지면서 팔도 터덜터덜 흔들게 되는 경우가 많은데 이렇게 걸으면 어깨 관절에는 최악의 상황이 된다.

3. 계단 빨리 내려오기
계단을 내려올 때 몸무게의 3~5배의 무게가 무릎 관절에 쏠린다. 빨리 오르내리는 동작은 피하고 양쪽 다리를 고루 사용해서 오르내리도록 신경을 써야 한다. 무릎이 아픈 환자라면 계단을 이용해서 내려오는 동작은 가급적 피하는 것이 좋고 계단을 오르더라도 한 계단에 두 발을 다 모은 다음, 다음 계단을 오르는 식으로 차근차근 오르는 것이 좋다.

다. 양반다리를 하게 되면 무릎 관절을 과도하게 굽히게 되어 관절 주변의 인대와 근육을 지나치게 긴장시키고 이는 관절의 노화로 이어진다. 무릎 꿇고 앉는 것 역시 같은 이유로 무릎 관절에 부담을 주는 자세다. 아이들이 자주 앉는 W자로 앉는 자세는 더욱 좋지 않다. 무릎 관절이 심하게 꺾이고 고관절을 안쪽으로 압박하게 되어서 관절에는 최악의 자세다. 다리를 꼬고 앉는 것은 고관절에 치명적인 자세로 오른쪽 다리를 왼쪽 다리 위에 포개어 앉으면 오른쪽 고관절이, 왼쪽 다리를 오른쪽 다리 위에 포개면 왼쪽 고관절이 필요 이상으로 늘어나서 주변 근육이 지나치게 긴장하게 된다. 한쪽 다리를 꼰 채로 장시간 앉아 있으면 지나친 체중 부담으로 골반 불균형을 초래할 수 있다. 골반이 삐뚤어지면 관절 노화는 시간문제이기 때문에 이 자세 역시 하지 않도록 노력해야 한다.

아무리 바른 자세라고 해도 한 가지 동작을 장시간 유지하는 것도 혈액의 흐름을 나쁘게 해서 관절을 피로하게 하므로 책상에 앉아 있거나 오랫동안 서 있어야 하는 사람은 의식적으로 30~40분마다 자세 바꾸기, 앉았다 일어나기, 팔·다리 스트레칭 등을 꾸준히 해야 한다.

● 관절을 망치는 식습관

영양이 불균형하면 자연히 병이 생길 수밖에 없다. 관절 역시 마찬가지

다. 원푸드 다이어트처럼 한 가지 음식만 먹거나 끼니를 자주 거르는 사람은 관절 노화가 앞당겨질 가능성이 높다. 식사량이 급격히 줄어들면 뼈가 약해지기 쉽고 이에 뼈 주변의 근육과 인대, 관절에도 악영향을 끼치게 된다. 특히 성장기라 할 수 있는 10~20대에 영양소 공급이 부족하면 골다공증 위험도가 높아질 수 있어 각별한 주의가 필요하다.

운동 없이 무작정 먹는 것만 줄이는 다이어트의 경우 체내에 쌓인 지방은 제거되지 않고 수분과 근육 손실만 일어나다 보니 작은 충격에도 연골이 쉽게 마모하는 연골연화증에 노출될 위험도 높다.

육류나 조류, 유제품 등을 지나치게 많이 먹는 서구화된 식습관도 문제인

tip

관절염, 술 마셔도 될까?

적당한 음주가 류마티스관절염 예방에 효과가 있다는 연구 결과가 잇따라 발표되면서 애주가들의 귀를 솔깃하게 하고 있다. 결론부터 말하자면 지나친 음주는 관절염에 독이다. 연구 결과의 포인트는 '적당한'에 있다는 사실을 명심하자. 하루 15g 이하의 알코올을 섭취하는 것이 류마티스관절염의 발생을 낮추는 데 도움이 된다는 연구 결과가 있었을 뿐이며 지나친 음주는 여전히 관절염을 악화시키는 요인이다. 적포도주를 하루 한 잔 정도 마시면 혈액순환을 돕고 심장 질환을 예방하며 관절 건강에도 다소 도움이 되기는 한다. 적포도주에 들어 있는 플라빈이라는 성분이 몸 안에서 항바이러스, 항산화, 항알레르기, 항염 등의 작용을 하는 것으로 알려져 있다. 하지만 플라빈이 꼭 적포도주에만 들어 있는 것은 아니다. 피망, 양파, 완두콩, 브로콜리, 토마토, 딸기, 상추 등에도 많이 들어 있어서 굳이 포도주를 챙겨 마실 필요는 없다.

데 혈액의 흐름을 원활하지 못하게 해서 근육을 쉽게 지치게 한다. 그 뿐만이 아니다. 튀김이나 크림 등 기름진 음식을 자주 먹는 식습관은 염증을 잘 일으킨다는 연구 결과가 있다. 또 커피, 흰 설탕, 인공 감미료, 아이스크림 등을 자주 먹는 것 역시 나쁜 식습관으로 체내에 영양분이 흡수되는 것을 방해하거나 칼슘처럼 뼈에 유익한 성분을 배출시키는 역할을 해서 관절에 악영향을 끼치기 쉽다.

관절이 늙는 데는 소위 '나잇살'의 영향도 크다. 무릎 관절, 고관절은 체중을 지탱해야 하므로 다른 관절보다 손상이 많고 노화도 빠르다. 무릎 관절은 특히 체중 증가에 취약해서 체중이 증가할 때마다 연골이 빨리 닳는다. 그런데 나이가 들면 기초대사량이 현저하게 떨어져서 이전과 동일한 양의 식사를 하면 체중은 계속 증가한다. 체중 1kg이 증가하면 무릎에는 그 3배인 3kg의 무게가 실린다. 만약 몸무게가 5kg 증가했다고 가정하면 무릎에는 무려 15kg의 무게가 실리는 셈이다. 이 상태에서 계단이나 산을 오른다면 최대 3~5배의 무게가 무릎에 더 실리게 되고 이를 견디지 못한 무릎 관절은 연골이 닳아 염증을 일으키는 등 이상 반응을 보인다. O자형 다리는 체중 증가로 인한 대표적인 무릎 관절 질환이다. 무릎 관절을 보호하기 위해 연골이 상대적으로 많은 다리 안쪽으로 자꾸 무게를 싣다 보니 저절로 다리 모양에 변형이 오는 증상이다.

요즘은 서구화된 식습관과 운동 부족 등으로 젊은 나이에도 비만에 걸린 사람이 많아 나이와 상관없이 관절 노화에 시달리는 사례도 늘고 있다. 10~20

대의 건강한 청년들도 비만이 되면 관절에 무게가 많이 실리고 이는 다시 관절 노화로 이어진다. 젊은 사람이 가벼운 관절 질환으로 병원을 찾으면 체중 조절부터 권유하는 이유도 여기에 있다.

● 과도한 스트레스를 피하라

체중이나 식습관에 큰 문제가 없는 편인데도 젊은 나이에 관절 노화로 고민하는 이들을 보면 과도한 학업이나 업무 등으로 인한 스트레스가 원인인 경우가 많다. 옛말에 '뼈가 부스러지도록 일한다'는 뜻의 분골쇄신(粉骨碎身)이라는 말이 있는데 어느 정도는 일리가 있는 표현이다. 지나치게 일을 해도 뼈가 손상되고 관절 노화를 부추길 수 있다.

무리한 목표를 정해서 앞만 보고 달려가는 사람에게는 당장의 관절 건강이 중요하지 않게 느껴질 수 있다. 바쁘다는 핑계로 식생활도 인스턴트 위주로 간편하게 때우고 간단한 운동도 하지 않게 된다. 상황이 이렇다 보니 영양의 불균형은 물론 수면 부족, 잘못된 생활 습관 등으로 인해 관절 건강이 약해져서 심하면 퇴행성관절염 등 관절 노화로 인한 질병에 걸리게 된다.

스트레스로 인한 관절 노화를 피하려면 적당한 휴식을 취하며 생활하는 것이 좋다. 또한 한 가지 자세로 오랫동안 앉아 있지 말고 틈틈이 스트레칭이나 걷기 등을 하는 것이 좋다. 또 아무리 바빠도 식사는 즐겁게 할 수 있도록 노력해야 하며 충분한 수면을 취하는 등 규칙적이고 건강한 생활 습관을 유지할 수 있도록 최선을 다해야 한다.

03

. . . .

스포츠 손상,
관절 건강에 치명적인 운동

● '독'이 되어버린 운동

최근에는 20~30대 젊은 여성들이 무릎 관절 이상으로 병원을 찾는 사례가 급증했다. 운동 부족이나 불규칙한 식습관 등이 원인일 거라고 짐작했지만 대체로 진료를 해보면 놀랍게도 과도한 운동이 원인인 경우가 더 많았다. 요즘은 젊은 여성들도 스키나 스노보드는 물론, 골프, 암벽등반 등의 레저스포츠를 마음껏 즐기는 시대다. 다소 과격한 크로스핏(여러 종목의 운동을 섞어서 하는 운동)이나 울트라마라톤(정식 마라톤 경기의 풀코스인 42.195㎞보다 긴 거리를 달리는 마라톤) 등 고강도 운동을 즐기는 여성의 수도 상당하다. 운동은 관절 건강을 위해서 꼭 필요하다. 하지만 이런 고강도의 운동들은 앉았다 일어나기를 수차례 반복하거나 빠르게 방향 전환을 하는 등 무리한 움직임이 많고 장시간 운동하는 경우가 많기 때문에, 기초 체력이 부족한 상태에서 과도하게 운동을 하게 되면 무릎, 어깨 등의 관절에 무리를 주고 부상의 위험도 높아질 수밖에 없다. 또 이런 무리한 운동을 하고 나서 관절에 통증이 발생했을 때 그것이 관절 통증인지 운동으로 인한 근육통인지 쉽게 구분할 수 없어 병을 방치하는 사례가 많은 것도 문제다.

● 관절에 나쁜 운동

무릎 관절에 나쁜 운동으로 축구와 등산을 꼽을 수 있다. 안타깝게도 이 둘은 우리나라의 대표적인 취미 활동이자 인기 있는 운동이다. 한국인의 장수 비결로도 꼽히는 등산은 무릎 건강에 치명적이다. 일반적으로 평지를 걸을 때도 무릎 관절에는 체중의 2배에 달하는 무게가 가해지는데 산을 오르고 내릴 때는 3~5배의 무게가 실린다. 코스가 길고 험한 산인 경우에는 무릎 관절의 부담감은 더더욱 커질 수밖에 없다.

축구는 많이 뛰는 데다가 갑자기 오른쪽, 왼쪽으로 공을 패스하면서 방향 전환이 잦은 스포츠다. 뛸 때 무릎 관절에 실리는 무게가 평소의 5배 정도이고 방향 전환 시에는 무릎 관절 손상이 잦고 부상 위험도 높다. 축구는 무릎이 아파도 시간 가는 줄 모르고 즐기게 될 만큼 매력이 넘치는 운동이다 보니 관절 건강에는 더더욱 위험하다.

어깨 관절에 치명적인 운동은 테니스와 배드민턴, 야구가 있다. 테니스와 배드민턴의 경우는 팔을 드는 동작이 많아서 쇄골 끝에 있는 뼈인 견봉과 어깨 힘줄이 부딪히는 충돌증후군이 발생하기 쉽다. 야구는 팔을 크게 휘두르는 운동으로 공을 세게 던지는 동작이 어깨에 무리를 준다. 특히 투수는 팔을 뒤로 심하게 젖히면서 공을 던지기 때문에 어깨의 힘줄이 찢어지거나 어깨 힘줄이 어깨뼈 사이에 말려들어가는 등 부상이 잦다.

이 외에도 헬스클럽에서 무거운 역기를 머리 위로 들어 올리다가 '뚝' 하는 소리와 함께 어깨 통증이 생겼다며 병원을 찾는 사람도 많은데 이는 어깨의 회전근개 파열인 경우가 대부분이다.

'테니스엘보'와 '골프엘보'라고도 불리는 '상과염'은 테니스와 골프를 지속적으로 하면 걸리는 질병이다. 이 두 운동을 무리하게 하면 팔꿈치(엘보, elbow) 관절에 이상이 생겨서 고생하는 경우가 많다고 해서 이름 붙였는데, 테니스는 팔꿈치 바깥쪽, 골프는 팔꿈치 안쪽에 통증이 발생한다는 점이 다르다.

겨울철 운동의 꽃이라고 불리는 스키와 스노보드도 관절 부상의 위험이 큰 편인데 특히 무릎의 연골판이나 인대 손상, 그리고 골절이 잦다. 스노보드의 경우는 스키에 비해 넘어지기도 쉽고 부상도 더 많은 종목인데 상대적으로 젊은층이 즐기다 보니 무리한 고공 점프나 실력을 고려하지 않은 다양한 시도를 하다가 심각한 부상을 입는 사례도 많다. 또 양발이 묶여 있기 때문에 이로 인한 사고도 많다.

사실 운동 그 자체로는 전혀 나쁠 것이 없다. 다만 적당히 즐기지 못하는 자세가 문제다. 관절 건강에 악영향을 끼칠 수 있는 운동이라 하더라도 운동 전후 충분히 스트레칭을 하고 적당히 즐긴다면 관절 손상의 걱정 없이 할 수 있

tip

• • •

관절염 진행 단계

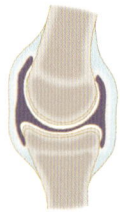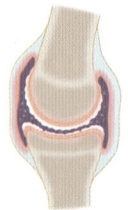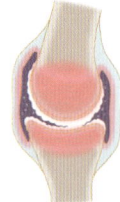

1단계
관절 연골 표면의 마모를 동반한 초기 퇴행성 변화가 보인다.

2단계
연골의 마모가 심각하고 보푸라기가 난 듯 보인다. 보푸라기가 생긴 연골이 더 빨리 닳고 떨어진 연골 부스러기가 염증을 악화시킨다.

3단계
연골이 거의 파괴되고 좁아진 관절강 소견이 보인다. 뼈와 뼈가 직접 부딪쳐서 통증이 심각하고 관절이 잘 붓는다.

다. 또 서서 역기를 드는 동작을 누워서 한다든가 골프, 테니스 등을 치고 나면 반드시 사용하지 않은 쪽 허리나 팔, 다리의 스트레칭을 꼼꼼하게 하는 등 간단한 노하우만 있어도 운동으로 인한 지나친 관절 손상을 사전에 예방할 수 있다.

● 관절 관리는 20~30대부터

다리 관련 질환으로 병원을 찾는 20~30대 환자 대부분은 외상으로 인한 관절 손상을 호소한다. 이는 과격한 운동이 원인인 경우가 많은데 특히 축구나 농구, 스노보드 등을 즐기다가 부상을 당했다고 말하는 사람이 적지 않다. 관절에 심한 충격을 주는 운동을 하면 제아무리 탄력 있는 젊은 관절이라고 해도 감당해내지 못한다. 심할 경우에는 무릎 연골이 아예 찢어지거나 인대가 끊어져서 극심한 통증과 함께 내원하는 환자도 있다.

젊은 사람들의 관절 질환이 크게 문제되는 것은 부상으로 인한 상처의 정도보다 병원을 일찍 찾지 않는다는 점이다. 약간의 통증이 있어도 건강을 과신하여 병을 방치하는 환자가 많다. 관절에 문제가 있는 경우에도 시간이 지나면 붓기가 가라앉고 통증이 사라지는 등 호전 반응을 보이는 경우가 있는데 이는 근원적인 치료가 되지 않아 언제든지 재발할 가능성을 안고 있다. 또 한번이라도 부상을 입게 되면 부상을 입은 쪽의 관절이 약해져서 일찍부터 퇴행성관절염에 시달리는 경우도 많다.

젊은 시절에 무리하게 운동을 즐기다가 나이가 들어서는 바깥 생활조차 자유롭지 못하게 된 안타까운 관절 질환자의 사례는 너무나 많다. 관절의 소중함을 빨리 깨우쳐 운동은 '적당히' 하는 자세를 지녀야 한다. 지금 젊다고 무려 100세까지 사용해야 하는 관절을 무심하게 사용해서는 안 된다. 관절 관리는 한 살이라도 젊을 때, 건강할 때 잘 하는 것이 최고다.

tip

연령대별 주의해야 할 관절 질환과 원인

나이	원인	주요 관절 질환	해결책
20~30대	과도한 스포츠 손상	어깨탈구, 어깨충돌증후군, 십자인대파열	무리한 운동 자제 운동 전후 스트레칭 필수
40~50대	연골 노화 시작	반월상연골판손상 퇴행성관절염	과도한 등산 주의 적절한 체중 관리
60대 이상	관절 노화 질환의 방치	퇴행성관절염	적극적인 치료 적절한 운동으로 관리

04

무릎 관절 질환의 증상과 원인

● 무릎 관절, 왜 아플까?

무릎 관절은 허벅지뼈(대퇴골)와 종아리뼈(경골), 무릎뼈(슬개골)를 이어주는 관절로 슬관절이라고도 한다. 허벅지와 종아리에 있는 큰 뼈를 이어주는 관절답게 우리 몸에서 가장 큰 관절로 꼽힌다. 무릎 관절이 있기에 우리는 다리를 자유롭게 움직일 수 있다.

무릎 관절은 두 가지 큰 특징이 있는데 그중 하나는 '십자인대'다. 보통 인대는 관절낭 바깥쪽에 있지만 무릎만은 특이하게 관절낭 안쪽에도 열 십(十)자 모양의 인대가 하나 더 있다. 이는 무릎의 앞과 뒤를 지탱하는 역할을 하며 허벅지뼈와 종아리뼈를 다시 한 번 든든하게 잡아준다. 두 번째 특징은 연골의 모양이 다르다는 점이다. 무릎 연골은 초승달처럼 생겨서 반월상연골이라고도 불린다. 반월상연골은 무릎 관절을 보호하고 충격을 흡수하는 역할을 한다. 좌우 무릎 관절에 초승달 모양의 연골 2개가 각각 한 쌍을 이루고 있으며 이를 '외측 반월상연골'과 '내측 반월상연골'이라고 부른다.

통계청에 따르면 65세 이상의 사람 중 90%가 무릎 통증을 경험했고 정도에 따라 연골의 손상이 있다고 한다. 선 자세에서는 무릎 관절이 몸 전체를 떠받들어야 한다. 내리누르는 힘이 작용하는 상태에서 관절 연골끼리 부딪치면 상처가 잘 나고, 점점 비만 인구가 늘어나는 현대 사회에서는 필연적으로 탈이 날 수밖에 없는 것이다.

무릎 관절은 허벅지뼈와 종아리뼈를 잇는 안쪽 무릎 관절과 바깥쪽 무릎 관절, 무릎뼈와 허벅지뼈가 맞닿는 중간 무릎 관절이 있다. 관절이 무려 3개나 있으니 체중도 각각 3분의 1씩 사이좋게 나누어 실리면 좋겠지만 인체의 다리가 안쪽으로 약 9도 정도 기울어진 구조라 안쪽 무릎에 체중이 가장 많이 실리게 된다. 서 있을 때는 체중의 50%가, 걸을 때는 그보다 많은 체중이 무릎 안쪽 관절에 고스란히 쏠리고 있다.

무릎 관절의 질환이 가장 많은 이유는 가장 많이 사용하기 때문이다. 관절은 사용 횟수의 영향을 많이 받는다. 서거나 걷는 것은 물론, 앉아 있거나 누워 있을 때에도 허벅지뼈와 종아리뼈의 각도가 90도 이하만 되면 무릎 관절 연골이 맞닿아서 조금씩 닳게 된다. 우리나라는 좌식문화가 발달해서 안쪽 무

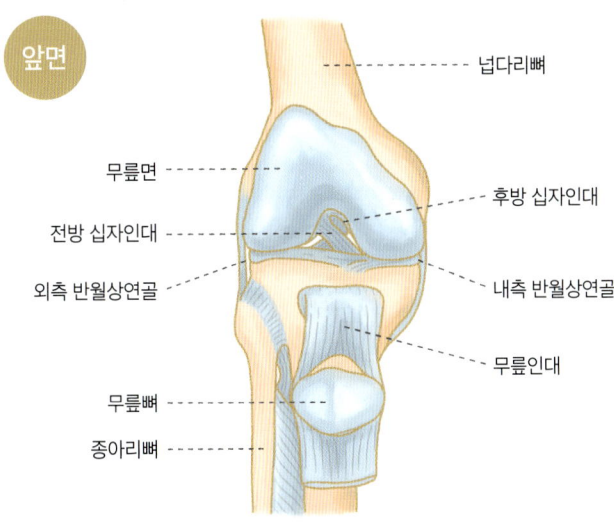

앞면

넙다리뼈

무릎면

후방 십자인대

전방 십자인대

외측 반월상연골

내측 반월상연골

무릎인대

무릎뼈

종아리뼈

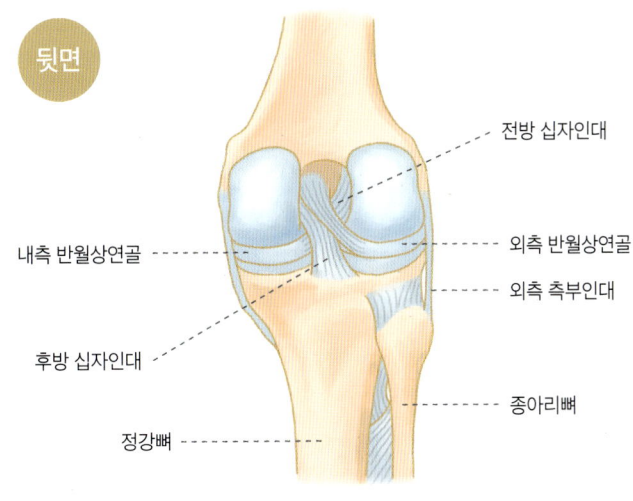

뒷면

전방 십자인대

내측 반월상연골

외측 반월상연골

외측 측부인대

후방 십자인대

종아리뼈

정강뼈

무릎 관절 구조

릎 관절 손상이 다른 나라 사람들보다 더욱 심한 편이다.

● 조기 진단이 내 무릎 살린다

과거에는 무릎 관절 질환을 65세 이상의 노인들만 겪는 것이라고 생각했다. 하지만 오늘날에는 20~30대 젊은 환자 수도 크게 늘었고 40~50대도 방심할 수 없는 상황이 됐다. 요즘에는 많은 사람들이 운동을 하다가 무릎 관절의 손상을 입는다. 또 직접적인 손상은 아니더라도 운동을 하느라 관절을 너무 자주 사용해서 빨리 닳는 관절의 조로(早老) 증상도 심각하다. 문제는 관절의 손상이 발생했음에도 이를 일찍 발견하여 치료하려는 자세가 부족하다는 데 있다. 심지어 젊은 사람 중에는 운동 중 반월상연골판이나 인대가 파열되는 등 크게 손상되었음에도 이를 방치하는 경우도 많다.

무릎 관절 질환은 조기 진단이 가장 중요하다. 무릎 관절 질환의 주원인인 연골이나 연골판 손상은 비교적 초기에 발견하면 치료도 간단하고 예후도 좋다. 반면 질환을 방치하면 퇴행성관절염으로 악화되기 쉽고 치료 시기를 놓쳐 연골이 완전히 손실되거나 관절 모양에 변형이 생겨 다리가 휘고 걸음걸이가 달라지는 등 심각한 후유증으로까지 이어진다. 관절이 건강해야 운동도 즐길 수 있음을 명심하고 작은 통증에도 예민하게 관찰하여 큰 병이 되는 불상사는 막아야겠다.

● 퇴행성관절염

퇴행성관절염은 무릎 관절의 연골이 서서히 닳아 결국 무릎 속의 뼈가 맞닿게 되는 질병이다. 이 과정에서 통증이 발생한다. 2013년 국민건강영양조사에 따르면 65세 이상 노인 중 24%가 퇴행성관절염을 앓고 있으며 여성의 경우는 34%가 퇴행성관절염으로 고생하고 있다고 한다.

퇴행성관절염의 가장 큰 원인은 노화이다. 무릎 관절은 체중을 받치는 관절인 데다가 다리를 움직일 때마다 사용하므로 나이가 들수록 자연히 연골이 닳을 수밖에 없다. 이 밖에도 과체중이거나 과도한 운동으로 관절 구조물이 많이 손상된 사람, 운동 부족으로 다리 근력이 현저하게 떨어진 사람, 그리고 원래 O자형 다리인 사람은 관절 노화가 빠를 수 있다. 젊은 사람들은 무리한 운동, 과체중 등으로, 여성들은 운동 부족이나 지나친 가사노동, 좌식생활 등으로 퇴행성관절염을 앓는다.

관절 연골이 닳으면 무릎에 염증 물질이 생기는데 그 양과 비례해서 통증의 정도가 심해진다. 이로 인해 관절 내부는 물론 주변의 무릎 관절 구조물이 덩달아 망가지기도 하고 관절이 붓거나 열이 나는 등의 증상이 보이기도 한다. 연골 손상이 심해지면 뼈에 변형이 오고 거동도 힘들어진다. 연골이 너무 많이 닳아 뼈와 뼈가 맞닿을 만큼 가까워지면 결국에는 인공관절치환술이라는 최후의 수단까지 동원해야 하기도 한다.

퇴행성관절염 증상

초기

1. 무릎이 뻣뻣하고 약간의 통증이 있다.

2. 오래 걷거나 계단을 내려올 때 무릎이 시큰거린다.

3. 가끔 무릎이 아프고 열감이 느껴진다.

4. 날씨가 흐리면 무릎 통증이 더 심해진다.

중기

1. 양반다리, 계단 오르내리기 등 특정 동작을 할 때 무릎이 아프다.

2. 가끔 무릎이 부어 있다.

3. 통증은 있지만 아직 움직이는 데 제한은 없다.

말기

1. 무릎이 너무 아프다.

2. 움직일 때는 물론이고 가만히 쉴 때도 통증이 심하다.

3. 밤에 통증 때문에 잠을 못 이룬다.

4. 무릎이 수시로 부어 있다.

5. 걷기, 계단 오르내리기 등은 꿈도 꿀 수 없다.

6. 다리 모양이 O자형으로 변했다.

환자 사례

47세 원희준 씨는 한눈에 봐도 과체중이었다. 발을 디딜 때마다 무릎이 시큰거리고 아파서 도저히 걸을 수가 없다며 하소연을 했다. 종아리 뒤쪽 피부가 심하게 트고 식은땀을 계속 흘리기에 이유를 물어보니 "1년 사이에 체중이 20kg 이상이나 불었다"며 얼굴을 붉혔다. 과도한 업무로 인한 스트레스성 폭식 증세로 체중이 갑자기 증가하니 옷 입기, 씻기, 계단 오르기 등 일상생활이 불편해지기 시작했으며 급기야 걷는 것도 마음대로 되지 않는다는 것이다. 희준 씨의 병명은 퇴행성관절염이었는데 나이에 비해 비교적 빨리 질환이 시작된 편이라 급격한 체중 증가가 관절 손상의 직접적인 원인이 되었을 것으로 짐작했다.

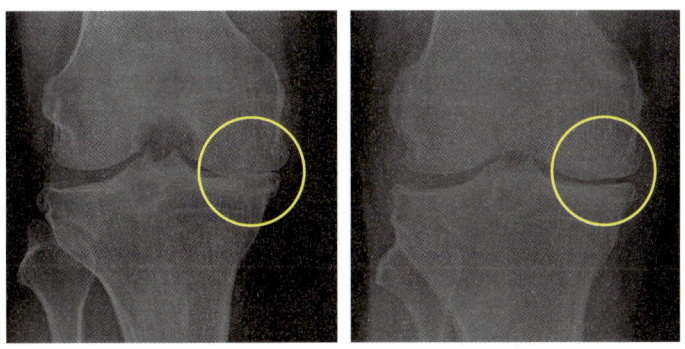

퇴행성관절염 환자의 치료 전 X-ray(왼쪽)
퇴행성관절염 환자의 수술 후 X-ray(오른쪽)

비교적 초기에 병원을 찾은 희준 씨에게는 프롤로테라피를 시행해서 약해진 연골과 인대의 세포를 증식하는 치료를 하는 것과 동시에 적절한 식습관과 규칙적인 생활 습관을 지도해서 무리 없이 체중 감량을 할 수 있도록 했다. 2개월 후 치료가 끝난 뒤 감사 인사를 전하러 진료실을 찾은 희준 씨는 한결 체중도 줄고 무릎도 좋아져서 "이제야 살 것 같다"며 미소를 띠었다.

퇴행성관절염은 무리한 관절 사용으로 인해 연골이 닳아 없어지며 염증이 발생하는 질환으로, 보통 노년층에서 발병률이 높다. 그러나 희준 씨의 사례

---

tip

• • •

무릎 퇴행성관절염 자가 테스트

다음 질문에서 3개 이상 체크한 사람은 퇴행성관절염을 의심해봐야 한다. 빠른 시간 내에 전문의를 찾아 진단을 받아보는 것이 좋다.

☐ 무릎을 움직일 때 소리가 난다.
☐ 이유 없이 무릎이 붓고 잘 구부러지지 않는 느낌이다.
☐ 계단을 오르내릴 때, 앉았다 일어설 때 무릎이 아프다.
☐ 많이 걸으면 무릎 통증이 심해지고 2~3일 지속된다.
☐ 관절이 붓고 아픈 데다가 뼈가 튀어나온 느낌이다.
☐ 오래 앉아 있다가 일어나면 엉덩이 관절이 아프다.
☐ 아침에 일어나면 관절이 뻣뻣하지만 시간이 지나면 괜찮다.
☐ 가벼운 무릎 통증이 6개월 이상 지속되었다.

처럼 급격한 체중의 증가나 격렬한 운동 등도 원인이 되므로 젊은층이나 중년층도 예외일 수는 없다. 퇴행성관절염이 발병하면 걸을 때마다 무릎 관절에 통증이 느껴지고 심하면 붓기도 하고 연골이 손상되어 '딱딱' 하는 관절이 부딪치는 소리가 나기도 한다.

① 기본 치료

퇴행성관절염의 초기 단계에는 소염진통제 등의 약을 먹으면서 무릎 강화 운동을 꾸준히 해주면 충분히 좋아질 수 있다. 통증의 강도가 심하다면 히알루론산을 통증 부위에 주사하는 간단한 약물치료만으로도 좋은 효과를 기대할수 있다. 연골은 관절액에 의해 영양분을 공급 받고 염증을 치유하는데 관절액과 성분이 같은 히알루론산 주사가 염증을 가라앉히는 효과를 낸다.

② 비수술적 치료

초음파 유도 하에 약해지고 퇴화해서 만성 통증의 원인이 되었던 문제 조직을 상세히 확인하고 이후 세포의 활성화와 증식을 유도하는 DNA 자극용액을 주입하여 정상 조직으로 재생을 유도하는 프롤로테라피가 적절하다. 수술이나 마취가 필요 없는 간단한 방법으로 손상된 무릎 관절의 힘줄, 인대, 건골접합부, 연골, 관절낭을 빠르게 회복시키는 데 탁월한 치료법이다.

약물이나 물리치료, 운동요법 등 다른 보존적인 치료 방법을 시행했음에도 계속 증상이 있는 환자는 수술이 필요하다. 퇴행성관절염을 치료하는 수술 방법은 다양한데 가장 대표적인 수술로는 관절내시경술이 있다. 문제가 생긴 관절 부위에 4~5mm 정도의 구멍을 내고 카메라가 달린 관절내시경을 삽입해 관절의 상태를 모니터로 직접 보면서 확인하고 이물질 및 손상 부위의 제거 등을 시행하는 수술이다. 관절내시경은 CT나 MRI 같은 특수 장비로도 파악하지 못한 부분까지 정확하게 진단할 수 있다는 장점이 있다. 관절의 노화가 심각한 수준이라면 인공관절치환술이 답이다. 요즘에는 최소 절개 인공관절치환술을 시행해서 수술이라고 해도 출혈이나 통증도 적고 회복 기간이 빠르다. 인공관절치환술을 받으면 바로 관절 통증이 멎으며 관절의 운동 범위가 넓어지고 가벼운 운동을 할 수 있다.

● 반월상연골판파열

연골판이란 관절에 가해지는 충격을 흡수하고 관절의 운동을 도와주는 관절 구조물을 뜻한다. 연골판은 관절의 연골을 보호할 뿐만 아니라 영양의 공급도 책임지는 등 중요한 기능을 수행하는데, 혈관이 없어서 한 번 찢어지면 스스로 회복하지 못하고 상처가 오래 간다. 또 연골판에 난 상처는 시간이 지날수록 더 심해져 조기에 발견해서 치료하지 못하면 상처가 점점 더 벌어지면서 심각한 질환으로 발전할 수도 있다.

허벅지뼈와 종아리뼈 사이에 위치한 반월상연골판은 무릎 관절을 보호하는 관절 구조물이기 때문에 다른 관절 부위보다 외부 충격을 많이 받는 데다가 무리해서 사용하기도 쉽고 손상의 위험도 크다. 반월상연골판은 무릎 안쪽과 바깥쪽에 각각 하나씩 있는데 뼈에 딱 달라붙어 있어서 충격을 잘 흡수하는 안쪽이 먼저 손상되는 경우가 많다.

반월상연골판은 뛰다가 갑자기 정지하거나 방향을 바꾸는 동작을 할 때 자주 찢어지는데 축구, 농구, 스키, 스노보드 등의 스포츠가 방향을 전환하는 동작이 많아서 부상이 잦다. 운동은 하지 않더라도 무릎을 잔뜩 구부리고 일하는 경우가 많은 가정주부들 역시 반월상연골판손상에 시달리는 사람이 많지만 특별한 외상이 없어서 알아채기 힘들다. 연골판 역시 다른 관절 구조물처럼 나이가 들수록 노화가 진행되는 데다가 잘못된 자세로 오랫동안 무릎을 사용하면 어느 순간 약해진 부위가 쉽게 찢어지면서 반월상연골판파열로까지 이어지는 경우도 있다.

반월상연골판파열 증상

1. 평소에는 괜찮다가도 양반다리를 할 때, 무릎을 구부릴 때, 계단을 오르내릴 때 유독 심하게 아프다.

2. 무릎이 잘 펴지거나 구부려지지 않고 통증이 있다.

3. 무릎 관절에 통증이 있고 다른 부위보다 심하게 붓는다.

4. 계단 또는 내리막길을 내려올 때 무릎에서 힘이 쑥 빠지는 느낌이 든다.

5. 무릎 관절 부위를 누르면 통증이 느껴진다.

6. 무릎이 힘없이 꺾인다.

7. 무릎 관절을 움직일 때마다 통증과 함께 '뚜두둑' 하는 소리가 난다.

환자 사례

등산을 좋아하는 45세 백건호 씨는 산행의 백미라고 불리는 겨울 산행에 처음으로 도전했다가 미끄러지면서 무릎이 꺾여 병원을 찾았다. 보기에도 통증이 심각해 보였고 무릎 주변이 퉁퉁 부은 데다 열감도 상당했다. 넘어질 때 '뚜두둑' 하는 소리가 크게 났다면서 무릎이 부러진 것 아니냐고 물어보는 그

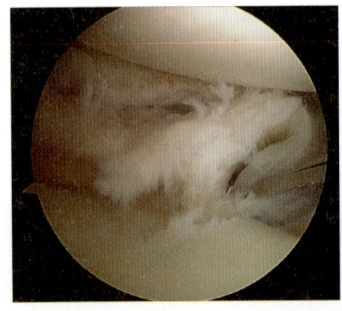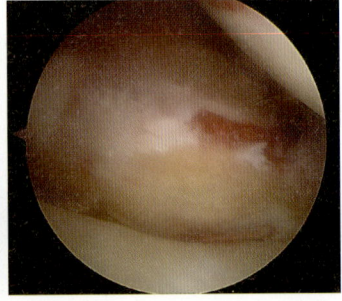

반월상연골판파열 환자의 치료 전 내시경(왼쪽)
반월상연골판파열 환자의 치료 후 내시경(오른쪽)

를 안정시키고 검사를 진행했더니 반월상연골판이 파열되어 있었다. 반월상연골판은 무릎 관절을 지지하는 관절 구조물인데 산에 오르는 중에 미끄러지거나 넘어지면서 파열되는 경우가 많다. 다행히 다치자마자 병원부터 찾아서 프롤로테라피를 통해 수술 없이 통증을 가라앉힐 수 있었고 예후도 좋아서 건호 씨는 건강하게 통원 치료를 마무리할 수 있었다.

눈 내린 겨울산은 등산 마니아들에게는 그야말로 '천국'이겠지만 철저한 준비 없이 산행을 시도했다가는 부상의 위험이 있으므로 각별한 주의를 기울여야 한다. 산책로 곳곳에 눈길과 얼음이 가득하므로 낙상이나 실족의 위험도 높고, 추운 날씨 때문에 평소보다 몸이 경직된 상태라 작은 사고도 큰 부상으로 이어지기 쉽다. 등산하기 전 먼저 긴장된 근육을 이완시켜주고 체온을 높여주는 스트레칭을 하는 것이 좋고 아이젠, 등산용 스틱과 같은 겨울 산행 장비도 꼼꼼하게 준비해야 한다. 만약 등산 중에 건호 씨처럼 넘어지거나 미끄러져서 통증이 발생한다면 가능한 한 빨리 병원부터 찾아야 한다.

① 기본 치료

초기에는 소염진통제 같은 약을 먹어 통증을 가라앉히면서 물리치료를 병행하여 통증과 염증을 다스린다. 운동치료로는 무릎 근력을 강화할 수 있는 몇 가지 동작을 무리하지 않고 꾸준히 시행하는 것도 효과가 좋다. 무릎 주변의 근력이 강화되면 연골판이 더 파열되는 것을 막을 수도 있다.

② 비수술적 치료

초기 치료를 했음에도 통증이 남아 있고 운동치료를 할 수 없을 정도로 통증이 심하다면 프롤로테라피를 추천하다. 손상된 연골판이 재생되는 효과를 기대할 수 있고 주변의 인대와 근육을 강화시켜 무릎 관절을 보다 튼튼하게 해준다. 손상 부위에 1,000~1,500회의 충격파를 가해서 혈류량을 증가시키고 혈관 재형성을 촉진하는 체외충격파도 효과가 좋은데 시술 시간이 10분으로 짧고 간편해서 인기가 있는 시술법이다.

③ 수술적 치료

연골판 손상이 심한 경우에는 관절내시경술을 시도해볼 수 있다. 관절내시경으로 찢어진 부위를 정확하게 확인한 후 꿰매거나 손상된 연골판만 정교하게 제거한 뒤 프롤로테라피와 병행하는 방법도 가능하다.

● 십자인대파열

십자인대는 무릎 관절 내부에 위치하면서 관절의 앞뒤를 단단하게 잡아주는 역할을 한다. 인대가 파열되었다는 것은 말 그대로 인대가 찢어져 손상 입었음을 뜻한다. 인대 손상의 주요 원인은 스포츠 외상을 꼽는데 축구나 스키 등의 스포츠를 빠른 속도로 즐기다가 갑자기 멈추거나 방향을 바꿀 때,

다른 사람과 충돌할 때, 점프 후 착지할 때 자주 다친다. 드물게는 교통사고로 십자인대파열을 겪는 사례도 있다. 인대는 신축성이 없는 조직이라 급작스러운 충격에 견디지 못하고 쉽게 찢어지며 때로는 완전히 끊어지기도 한다. 특히 전방 십자인대가 가장 잘 파열되는 인대다.

십자인대파열 증상

1. 무릎에서 '퍽' 하는 파열음이 나고 무릎이 떨어져나가는 느낌이 든다.
2. 무릎 관절이 앞뒤로 움직이기에 불안정하다.
3. 통증과 부기가 심하고 무릎 관절을 아예 사용할 수 없다.
4. 다리에 힘이 풀리고 휘청거리는 느낌이 든다.

환자 사례

평소 축구 마니아로 유명한 32살 최진성 씨는 축구 시합을 빼놓지 않고 관람하는 것은 물론, 직접 조기 축구회를 결성해 주말 아침마다 축구를 즐기는 열성파였다. 1년 전, 경기 도중 상대 선수가 강한 태클을 걸어서 무릎이 심하게 꺾이는 부상을 입었는데 통증이 너무 심해 잠깐 정신을 잃었을 정도로 충격이 컸다. 한동안은 무릎이 심하게 붓고 열이 나는 등 통증이 심했지만 한의원에서 침을 맞고 한약을 먹으면서 통증을 가라앉혔다. 그런데 통증이 사라지고 나자 더 큰 고민이 생겼다고 한다.

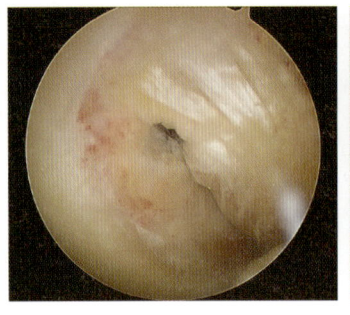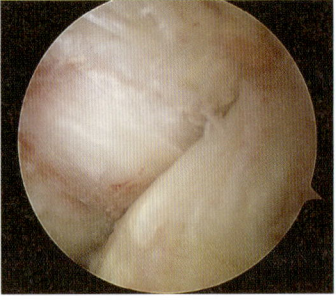

십자인대파열 환자의 치료 전 내시경(왼쪽)
십자인대파열 환자의 치료 후 내시경(오른쪽)

진성 씨는 달리기만 하면 무릎이 아프고 공을 차다가도 다리에 힘이 쭉 빠지는 증상을 겪기 시작했으며 운동할 때마다 다리가 휘청거리는 느낌을 받기도 했다. 운동을 조금 심하게 하거나 장시간 걷기만 해도 어김없이 무릎이 아팠으며 이유 없이 무릎이 퉁퉁 붓는 날도 점점 늘어났다.

진성 씨는 전방 십자인대가 파열되었는데 이를 방치해서 십자인대의 손상이 한층 심해진 상태였다. 손상 직후에 병원을 찾았으면 간단한 시술이나 가벼운 약물치료 등으로 금방 호전되었겠지만 너무 오랜 기간 병을 방치한 탓에 관절내시경술을 통한 십자인대재건술을 받아야만 했다. 수술은 성공적이었지만 진성 씨는 앞으로 축구를 가능한 한 자제해야 한다는 청천벽력 같은 소식을 들을 수밖에 없었다.

① 기본 치료

아주 조금 찢어진 정도라면 다른 초기 관절 질환과 마찬가지로 소염진통제를 먹고 물리치료를 병행해서 주변 근육을 강화시키는 것만으로도 쉽게 호전이 된다. 이때 무의식적인 움직임을 차단하기 위해 보조기를 착용하거나 석고로 고정할 수도 있다.

② 비수술적 치료

나이가 많고 움직임이 적은 환자라면 프롤로테라피를 시행해서 남아 있는 인대를 강화하는 방법도 고려해볼 만하다. 보조기를 착용하고 6주 정도 체계적인 무릎 근력 강화 운동을 하면서 프롤로테라피를 병행하면 빠르게 호전될 수 있다.

③ 수술적 치료

십자인대가 완전히 파열된 경우에는 수술이 불가피하다. 찢어진 인대를 꿰매거나 새 인대를 삽입하는 등의 처치가 필요하기 때문이다. 인대파열에는 관절 내시경술을 많이 하는데 비교적 간단한 수술로 수술을 시행한 후 2~3일 뒤면 퇴원이 가능하고 이후 재활치료만 적절하게 한다면 빠른 시일 내에 일상생활로 복귀할 수도 있다.

● 연골연화증

연골연화증은 남성보다 여성에게 흔한 질병으로 주로 앉아서 생활하거나 운동량이 현저하게 부족한 사람에게서 자주 발병한다. 워낙 물렁물렁해서 '연골(軟骨)'이라 부르는데 이 연골이 한층 더 약해지는 병이 연골연화증이다. 흔히 연골연화증을 설명할 때 두부와 순두부로 비유를 많이 한다. 연골이 두부라면 연골연화증을 앓는 연골은 순두부처럼 더 흐물흐물한 것이 특징이다. 따라서 적은 충격에도 관절이 망가지기 쉽고 가벼운 마찰에도 염증이 발생하거나 통증 및 부종이 나타난다.

아직까지 연골이 흐물흐물해지는 직접적인 원인은 밝혀지지 않았으나 병의 발병 사례를 볼 때 쪼그려 앉는 일이 잦고 계단을 많이 이용하는 등 무릎에 지속적인 충격을 주었을 때 연골이 이를 감당하지 못해서 발병한다고 보는 의견이 많다.

연골연화증 증상

1. 장시간 무릎을 굽히고 있으면 통증이 생긴다.
2. 무릎이 붓고 통증이 발생해서 오래 걷기가 힘들다.
3. 앉아 있는 자세에서 다리를 쭉 펴는 자세를 바로 하기가 힘들다.
4. 무릎에서 걸리는 소리가 난다.

환자 사례

30살 직장인 양현아 씨는 계단을 오르내릴 때마다 무릎에서 찌릿찌릿 쑤시는 듯한 불쾌한 통증이 느껴져서 병원을 찾았다. 언제부터 증상이 시작되었는지 물었더니 6개월 전부터 시작된 증상이라고 이야기했다. "다이어트 한다고 운동을 많이 했는데 무릎이 더 약해진 건가요?" 그녀는 러닝머신과 줄넘기를 하루 2~3시간씩 매일 하며 식사량을 극단적으로 줄이기까지 했다고 한다. "여름에 비키니를 입으려고…"라며 말끝을 흐리는 현아 씨를 보니 무리한 다이어트가 무릎 건강을 해쳤음이 분명해 보였다.

현아 씨의 진단명은 슬개골연골연화증으로 무릎 관절을 덮고 있는 연골이 약해져서 발병하는 질환이다. 과도한 다이어트로 영양 공급이 잘 되지 않아 연골이 약해진 데다가 무릎에 충격을 주는 강도 높은 운동을 반복하면서 연골 손상으로까지 이어졌다.

그나마 초기 증상이라 프롤로테라피를 시행했다. 통증의 원인이 되는 조직을 초음파 유도로 정확하게 파악하여 해당 부위에 재생을 유도하는 약물을 투여해 연골을 강화했다. 다행히 효과가 있어서 수술까지 하지 않았지만 조금만 늦게 병원을 찾았으면 수술을 피할 수 없었을 것이다. 치료 후에는 운동량을 적당하게 줄이도록 하고 무릎이 조금만 아파도 바로 휴식하는 것은 물론, 균형 잡힌 식생활을 지켜나가는 건강한 다이어트를 할 수 있도록 조언했다.

① 기본 치료

초기 연골연화증에는 따로 시술이나 수술 없이 소염진통제 같은 약으로 염증과 통증을 다스리고 무릎 관절에 부담이 많은 자세를 피하도록 주의를 주는 것만으로도 치료 효과를 볼 수 있다. 이때 재발 방지 및 연골 건강을 위해 무릎 근력운동을 적극 권장한다.

② 비수술적 치료

연골연화증이 심화되면 연골판이 떨어져 나오는 박리성연골염에 걸릴 확률이 높다. 떨어져 나온 연골의 크기가 50원짜리 동전보다 크다면 연골이식 수술을 해야 할 수도 있다. 이때 수술을 꺼리는 사람에게는 프롤로테라피를 권한다. 프롤로테라피로 연골의 재생을 유도할 수 있다. 체외충격파도 가능한데 부작용이나 후유증, 합병증의 우려가 없어서 반복적으로 시도해도 무리가 없다.

③ 수술적 치료

연골연화증은 부드러워진 연골을 단단하게 만드는 것이 치료의 포인트로 관절내시경술로 연골의 보푸라기를 다듬고 일부 연골에 상처를 내서 연골 강화를 유도하는 방법이 일반적이다. 요즘은 자가줄기세포이식술을 통해 연골 재생을 유도해서 한층 단단한 연골을 만드는 방법이 인기를 끌고 있다.

05

어깨 관절 질환의 증상과 원인

● 어깨 관절, 왜 아플까?

어깨는 무릎에 비하면 사용 빈도가 낮고 몸 전체의 체중이 실리는 기관
도 아니다. 대신 움직임이 크고 사용하지 않으면 잘 굳어버리는 특징이 있다.
어깨 관절은 몸통과 팔을 직접적으로 이어주는 기관으로 어깨 위 뼈인 견봉,
팔을 몸통과 연결하는 견갑골, 팔뼈와 근육, 힘줄, 인대 등이 서로 유기적으로
연결되어 운동성이 좋다. 팔을 360도로 회전할 수 있는 것도 어깨 관절이 인
체에서 뼈와 붙어 있는 면적이 가장 넓고 어깨에 있는 인대가 무릎에 있는 인
대만큼 뼈 사이를 튼튼하게 잡고 있지 않기에 가능하다. 어깨 관절의 구조는

고관절과 마찬가지로 볼−소켓(ball and socket joint, 절구관절)의 구조이지만 고관절과는 조금 다르다. 고관절의 소켓이 오목한 모양의 대접이라면 어깨 관절의 소켓 부분은 접시처럼 평평한 것이 특징이다. 게다가 공(볼, ball) 쪽의 움직임이 훨씬 크지만 대신 안정성이 많이 떨어지고 어깨탈구와 같은 부상의 위험도 높다.

어깨 관절이 아픈 이유 중에는 팔을 위로 올리는 동작이나 앞뒤로 뻗는 동작이 관절과 어깨 주변의 뼈를 자주 충돌시키는 구조 탓도 있다. 팔을 얼굴보다 높이 들어 올리게 되면 어깨 관절은 어깨 관절을 덮고 있는 견봉과 필연적으로 부딪힐 수밖에 없다. 팔을 자주 들어 올려야 하는 투수들이 어깨 힘줄이

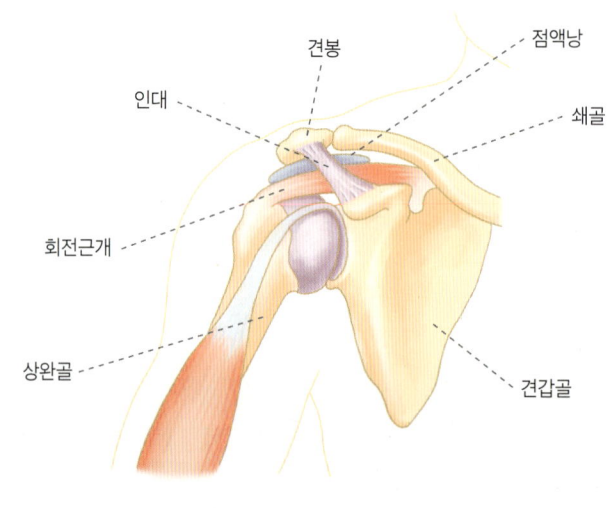

어깨 관절의 구조

견봉 사이에 끼는 어깨충돌증후군에 시달리는 것도 같은 이유다.

어깨 관절의 불안정성을 보완하고자 어깨에는 4개의 탄탄한 힘줄(회전근개)이 뭉쳐 있다. 그런데 이 힘줄의 조직이 딱딱한 섬유성 조직이다 보니 신축성이 크게 떨어져서 작은 충격에도 잘 뜯어지는 점이 문제다. 어깨 힘줄의 손상은 퇴행성 질환으로까지 이어지는 경우가 많아서 특히 주의를 기울여야 한다.

어깨를 자주 움직이지 않고 한 자세를 오랫동안 유지하면 혈액순환이 급격히 떨어져 오십견이나 회전근개 같은 퇴행성 질환이 발생하기도 한다. 요즘같이 장시간 컴퓨터 앞에 앉아 있는 생활이 이어지면 어깨가 굳고 관절이 퇴행하는 질환이 될 가능성이 높다.

---

tip

어깨 관절 질환과 목디스크 구별법

어깨 관절 질환을 목디스크로 착각하는 경우가 많지만, 다음의 두 가지만 알아두면 명확하게 구분할 수 있다.

	어깨 관절 질환	목디스크
어깨의 움직임	어깨 운동 범위에 제한이 생김	어깨 움직임에 제한이 없음
팔을 들어 올리는 동작의 통증	어깨 관절 구조물이 끼여 통증 발생	목에서 어깨를 통해 팔로 내려가는 신경이 느슨해져 오히려 통증이 사라짐

● 정확한 진단이 먼저다

어깨 통증의 증상은 어깨가 아프다는 것으로 같지만 원인은 다양하다. 어깨 관절의 이상에서 오는 통증도 있을 수 있지만 목(경추) 쪽 신경이 눌려서 어깨 통증이 되는 전이통이나 어깨탈구, 견갑골 이상, 회전근개파열, 석회화건염, 퇴행성관절염 등으로 인한 통증 등 종류가 많은 편이다. 따라서 어깨 통증을 근본적으로 치료하려면 전문의를 찾아서 정확한 진단을 받는 것이 중요하다. 50대 이상인 사람들은 어깨가 아프기만 하면 대부분 오십견이려니 하는 생각으로 병을 방치하는 경우가 많은데, 통증을 참다가는 괜히 병을 키우는 안타까운 결과를 초래할 수 있다. 어깨가 아프다면 이를 무시하거나 방치하지 말고 빨리 병원을 찾아 적절한 치료를 받는 것이 최선이다.

● 오십견

'오십견(五十肩)'이라는 말은 17~18세기 일본 에도 시대에 사용하던 병명을 그대로 사용한 말이다. 당시에는 50세를 노인으로 간주했기에 노인들에게 자주 발생하는 어깨 질환이라는 뜻으로 붙여진 이름이다. 정식 병명은 '유착성관절낭염'으로, '동결견'이라는 말도 잘 쓴다. 실제 50세를 전후로 남성은 남성호르몬이 급격하게 떨어지고 여성은 폐경기를 겪는 등 노인성 변화가 시작된다. 이 과정에서 어깨 관절 역시 노화가 일어나게 되고 '동결(凍結)' 즉, 어깨가 얼음처럼 단단하게 굳고 통증이 생기는 것이다.

오십견이 발병한 어깨를 살펴보면 뼈나 인대, 근육에는 이상이 전혀 없고 어깨 관절낭에만 염증이 발생해 있음을 발견할 수 있다. 오십견의 정확한 원인은 아직 밝혀지지 않았지만 어깨 구조물의 혈액순환이 원활하지 않을 때 관절낭에 염증이 발생하고 섬유화되어 굳어지는 것으로 알려져 있다. 따라서 장시간 컴퓨터 작업을 하는 사람들은 나이를 불문하고 오십견에 시달리는 환자가 많은데 어깨가 쉽게 굳게 되고 혈액순환이 잘 되지 않기 때문이다. 어깨 부상을 방치해도 관절의 퇴행이 와서 오십견 증상이 나타나는 환자도 많다.

오십견 증상

동통기

1. 하루 종일 어깨가 아프다.
2. 통증이 심해서 아픈 쪽으로는 일상생활을 할 수 없을 정도다.
3. 잘 때 아픈 어깨 쪽으로 돌아누우려고 하다가 너무 아파서 잠이 깬 적이 있다.
4. 쉴수록 더 아프다.

동결기

1. 어깨 근육이 굳어진 느낌이 나고 팔의 움직임이 자유롭지 못하다.
2. 심하게 아프다가 통증이 다소 누그러진다.
3. 잘 때 더 아프다.

해리기

1. 어깨 통증을 내버려두었더니 자연치유가 되어 통증이 줄고 운동 범위도 늘어났다.

2. 통증이 재발되거나 호전되기를 반복한다.

◎ 환자 사례

55세 강미희 씨는 5년 전 왼쪽 어깨를 수술했다. 어깨가 너무 아파서 팔이 뒤로 올라가지 않고, 아픈 쪽으로는 돌아눕지도 못하는 전형적인 오십견 증상 때문이었다. 수술의 결과는 아주 좋았지만, 그 후 오른쪽 어깨에도 똑같은 증상이 나타난 것이 문제였다. 수술 말고는 방법이 없는 줄만 알았던 미희 씨는 치료를 차일피일 미루다가 1년이라는 시간이 흐른 다음에야 극심한 통증을 견디다 못해 병원을 찾았다.

오십견이라고 해서 모두 수술을 해야 하는 것은 아니지만, 미희 씨의 경우 오십견과 함께 어깨충돌증후군 증상도 함께 보여 수술이 불가피했다. 미희 씨는 수술이 두렵기는 했지만 빠르고 정확한 수술이 가능한 관절내시경에 대한 설명을 듣고 수술을 결심했다. 관절내시경을 통해 유착된 부분을 제거하고 충돌이 일어나는 부분의 공간을 확장해주었다. 수술 후 재활운동을 바로 시작하여 빠르게 회복할 수 있었다. 지금은 지긋지긋한 통증으로부터 해방되어 크게 만족하고 있다. "이렇게 간단할 줄 알았으면 진작 올 걸 그랬네요." 미희 씨처럼 오십견이 발병했음에도 치료 방법을 잘 모르고 무작정 통증을 견디다가 병

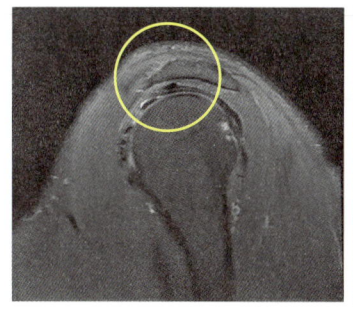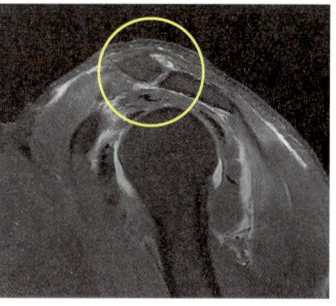

오십견 환자의 치료 전 X-ray(왼쪽)
오십견 환자의 치료 후 X-ray(오른쪽)

을 키우는 환자가 많다. 하지만 병은 조기에 치료하면 할수록 치료법이 간단해진다. 오십견의 경우에는 프롤로테라피를 받으면서 운동치료까지 겸하면 치료 효과가 더욱 좋은데 뻣뻣하게 굳어 움직이지 못하는 어깨의 운동 범위를 넓혀주고 통증을 가라앉히는 등의 효과가 있다.

① 기본 치료

오십견 초기에는 물리치료와 운동치료만으로도 호전될 수 있다. 어깨 관절낭에 생긴 염증의 정도에 따라 어깨 통증의 상태와 운동 범위가 달라지는데, 염증을 빠른 시간 안에 잡는 것이 중요하다. 어깨가 아프다면 가만히 두지 말고 어깨 관절을 늘이는 스트레칭 등을 조금씩 하면 훨씬 증상이 좋아진다. 온열치료 같은 물리치료도 통증을 완화하고 어깨를 부드럽게 하는 데 큰 도움이 된다.

② 비수술적 치료

이미 어깨 관절낭이 좁아지고 병의 진행도 중기가 되었다면 프롤로테라피나 체외충격파를 시행해서 관절낭의 퇴행성 진행을 막고 튼튼한 관절낭으로의 재생을 유도해서 통증이 사라지도록 하는 치료를 한다.

③ 수술적 치료

관절내시경을 이용하여 오십견의 원인이 되는 염증 부위를 정확하게 치료할 수 있다. 이때 수축되어 있는 관절낭을 절개하여 어깨 운동 범위를 정상화시키는 수술을 겸할 수도 있다. 관절내시경은 수술 후 즉시 재활운동이 가능하며 흉터가 거의 없어 환자들이 매우 만족하는 치료법이다. 염증이 심각하고 관절의 손상이 심한 경우에는 자가줄기세포이식술을 시행해서 최상의 호전 반응을 이끌어낼 수 있다.

● 회전근개파열

회전근개란 어깨를 움직이는 4개의 근육(극상근, 극하근, 견갑하근, 소원근) 끝에 붙어 있으면서 뼈와 근육을 이어주는 힘줄을 뜻한다. 힘줄에는 혈관이 적어서 한 번 다치면 잘 회복되지 않는다. 특히 어깨 관절의 힘줄인 회전근개는 팔을 움직일 때 견봉에 부딪힐 수밖에 없는 구조적 한계 때문에 다치기 쉽고 퇴행성 어깨 관절 질환이 잘 생긴다. 보통 처음에는 미세한 상처가 생기는 것으로 시작되지만 시간이 갈수록 상처가 회복되지 않고 점점 벌어지는 등 퇴행 반응을 보인다. 특별한 사고를 당한 것도 아닌데 회전근개가 갑자기 끊어지는 것도 같은 이유 때문이다.

보통 파열이라고 하면 스포츠 손상이나 외상으로 인한 파열을 떠올리기 쉬운데 회전근개파열은 어깨 구조물의 퇴행성 변화로 저절로 파열되는 사례가 압도적으로 많아서 어느 날 갑자기 어깨 통증이 시작된 것처럼 느끼는 환자가 대부분이다. 하지만 이는 관절 노화로 인한 인대의 파열로 오십견과는 확연한 차이가 있다. 회전근개파열은 다친 근육의 힘줄에 따라서 특정 운동 범위가 제한을 받는다. 어깨 전체가 아프고 팔을 아예 사용하지 못하는 오십견과 구분이 되는 특징이다. 회전근개파열 환자는 팔을 들어 올리지 못하거나 등 뒤로 돌리는 동작을 하기 힘들어한다. 회전근개가 완전히 끊어진 경우에는 스스로 팔을 움직이지 못하는데, 다른 사람이 팔을 움직이면 움직일 수 있다는 점도 오십견과는 명확하게 다른 점이다.

회전근개파열은 40~50대 환자가 특히 많고 운동선수의 경우에는 10~20대 환자도 있다. 주로 통증이 어깨보다 위쪽 팔에 많이 나타나는데 손끝이나 목에도 통증이 있어서 목디스크와 착각하는 경우도 많다.

회전근개파열 증상

1. 통증 때문에 팔을 60~120도 이상 벌릴 수 없다.

2. 손끝이나 목에 통증이 있다.

3. 특정 동작을 취할 때 어깨가 아프다.

4. 팔을 들어 올릴 때와 누운 자세에서 어깨 통증이 심해진다.

환자 사례

아마추어 야구단의 투수로 맹활약했다는 23살 송준호 씨는 좋아하던 야구도 잠시 쉬어야 할 정도로 심각한 어깨 통증에 시달렸다고 한다. 며칠 쉬면 나을 줄 알았던 통증이 시간이 지날수록 더욱 심해지자 병원을 찾았다. 병명은

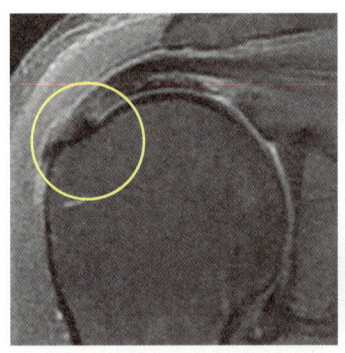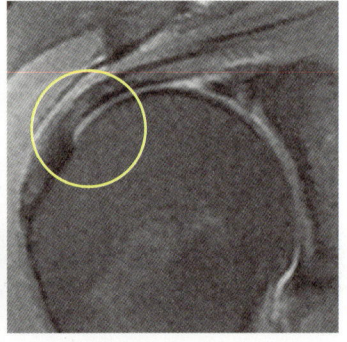

회전근개파열 환자의 수술 전 X-ray(왼쪽)
회전근개파열 환자의 수술 후 X-ray(오른쪽)

회전근개파열이었다. 과도한 어깨 사용과 무리한 운동이 원인인데 준호 씨의 경우에는 무리하게 공을 던지는 동작을 반복한 것이 병의 원인이 되었다. 초기에는 물리치료나 운동치료만으로도 증상을 완화시킬 수 있지만 준호 씨의 경우는 파열 정도가 심한 편이라 프롤로테라피로 조직의 재생을 유도하는 방법을 택했고 성공적으로 치료했다.

회전근개는 힘줄이기 때문에 혈관이 거의 없어 한 번 손상을 입으면 자연 치유가 어렵다. 따라서 방치하면 할수록 병의 정도가 심해질 뿐이다. 평소 어깨에 통증이 나타난다면 참지 말고 바로 병원을 찾아 전문의의 진단을 받는 것이 좋다. 또 운동을 할 때나 물건을 들어 올리는 동작을 할 때에는 무리하게 한 동작을 반복하거나 어깨를 과하게 사용하지 않도록 항상 신경을 써야 한다.

① 기본 치료

조기 치료가 특히 중요하다. 회전근개파열이 미세한 정도라면 염증과 통증을 다스리는 약물치료를 하면서 물리치료, 운동치료를 6주 정도 진행한다. 통증을 다스리는 동시에 운동치료로 어깨가 굳는 것을 막고 다른 어깨 구조물을 강화하는 동작을 반복하면 충분히 회복할 수 있다.

② 비수술적 치료

초기 증상일 때는 물리치료와 함께 체외충격파 치료를 시행하기도 한다. 손상이 있는 회전근개 부위를 정확하게 찾아서 충격파를 쏘면 힘줄을 구성하는 콜

라겐 섬유를 자극해서 재생을 돕고 통증도 완화시킬 수 있다. 회전근개가 부분적으로 파열된 경우에는 프롤로테라피가 가장 효과적인데 파열된 부위만 재생하는 것이 아니라 주변부까지 강화하는 효과가 있어서 어깨 관절을 빠르게 회복시킬 수 있다.

③ 수술적 치료

6주 이상 치료했는데도 증상이 호전되지 않는 경우에는 빠른 시간 안에 수술하는 것이 좋다. 그냥 두면 힘줄이 점점 더 찢어져서 치명적인 손상으로 악화되기 때문이다. 만약 회전근개가 완전히 파열되어 팔을 쓰지 못하는 상태라면 바로 수술을 해야 하는데 이 상태로 3주 이상 방치하면 힘줄 근육이 점차 지방으로 대체되어 꿰맬 수 없는 지경에 이르므로 주의해야 한다. 수술은 전신마취 후 관절내시경을 어깨에 삽입해서 회전근개를 봉합하는 것이다. 이때 견봉이 날카로워서 회전근개파열의 재발 위험이 높은 경우에는 견봉을 부드럽게 깎는 치료를 겸하기도 한다.

● 석회화건염

요로결석이나 신장결석은 알고 있어도 어깨 관절에 돌이 생길 수 있다는 사실을 아는 사람은 많지 않다. 하지만 어깨 관절 환자 10명 중 1명은 어깨에 돌이 생기는 석회화건염 환자일 정도로 흔한 병이다. 석회화건염은 어깨 힘줄 내에 지름 3mm~3cm 크기의 칼슘 성분 돌(석회)이 생기면서 염증과 강한 통증을 동반하는 질환이다. 2015년 대한 견·주관절학회의 조사에 따르면 30~80대까지 다양한 연령대가 석회화건염을 앓고 있다고 한다. 이는 석회화건염이라고 하면 운동이 부족한 50대 주부들의 전유물인 것으로 알려져 있던 이전의 상식을 뒤집는 내용으로 모든 연령대의 사람들이 석회화건염으로부터 자유롭지 않음을 시사한다.

석회화건염의 직접적인 원인은 아직 밝혀지지 않았지만 다음 두 가지 가설이 유력하다. 하나는 어깨 힘줄이 퇴행성 변화로 괴사하면서 석회질이 침착하는 것이라는 가설이고, 다른 하나는 어깨 힘줄의 혈액순환 저하로 관절 부위에 산소 공급이 힘들어지면서 해당 부위를 압박하게 되고 이 과정에서 염증 반응이 발생한다는 가설이다. 둘 다 어깨 힘줄의 '혈액순환 악화'를 원인으로 지목했다는 점은 같다.

석회화건염의 발병 과정은 형성기 → 동결기 → 석회화 후기의 3단계로 나뉘는데 석회가 형성되는 초기에는 오히려 통증이 경미하다. 이때는 어깨 관절 구조물 내의 압력이 크게 오르지 않아서 수년간 아무런 증상 없이 석회 침착물이 생성되기도 한다. 통증이 심해지는 것은 동결기부터다. 동결기에는 석회 덩어리 주위로 혈관이 형성되고 세포들이 모여들어 석회를 제거하기 시작한다. 이때 몸에 염증 반응이 활발해진다. 힘줄 내로 염증 물질이 많이 만들어지는 까닭에 어깨 관절 구조물 내에 압력이 증가하여 어깨 통증이 심해진다. 보통 밤에 통증이 심하며 강하게 찌르는 듯한 증상이 나타난다. 석회화건염 환자 중에 밤에 응급실을 찾는 사람이 유독 많은 이유다. 석회화건염이 발병하면 대부분 어깨를 사용하지 못하는데 근육은 2~3주 정도만 사용하지 않아도 쉽게 굳고 위축되어 운동 능력이 현저하게 떨어진다.

석회화건염 증상

1. 어깨가 찢어지는 듯한 격렬한 아픔이 느껴진다.
2. 어깨를 눌러보면 통증이 유독 심한 부분이 있다.
3. 밤에 어깨 통증이 심해져서 잠을 이루기 힘들다.
4. 팔을 앞쪽이나 옆쪽으로 들 때 통증이 느껴진다.

환자 사례

주부인 53세 김금화 씨는 특별한 외상이 없는데도 어깨에 통증이 자주 발생하고 팔을 올리면 통증이 더욱 심해졌다. 또한 유독 밤에 아파서 잠을 못 이루고 있었다. 삼대가 한 집에 살고 있어서 집안일이 많고 바쁘다는 그녀는 날씨가 쌀쌀해지면 어깨가 너무 아파서 김장도 제대로 담그지 못할 정도라고 한다. 금화 씨의 진단명은 석회화건염으로 평소 운동은 부족한데 상대적으로 가사노동의 양이 지나치게 많고 혈액순환도 좋지 않은 것이 원인이었으며 어깨 힘줄의 퇴행도 심각한 수준이었다.

통증을 오랫동안 참고만 있었던 탓인지 금화 씨의 석회화건염은 이미 상당히 진행되어 있었기에 기본적인 약물치료 대신 프롤로테라피를 시행했다. 치료 후 통증도 확연하게 줄고 어깨 움직임도 자연스러워졌다며 좋아하는 금화 씨에게 평소 관리의 중요성과 함께 간단한 스트레칭 동작으로 경직된 근육을 자주 풀어줄 것을 당부했다.

석회화건염은 날씨가 춥고 신체 활동이 줄어드는 겨울철에 자주 발생하고 또 어느 날 갑자기 통증이 발생하는 사례도 많다. 그러므로 평소 어깨의 무리한 사용을 자제하고 가벼운 운동을 꾸준하게 실천하는 것이 중요하다. 통증이 있음에도 금화 씨처럼 무작정 참고만 있다가는 더 큰 질환으로 발전할 수 있으므로 치료를 미루지 말고 병원을 찾아 정확한 진단을 받는 것이 좋다.

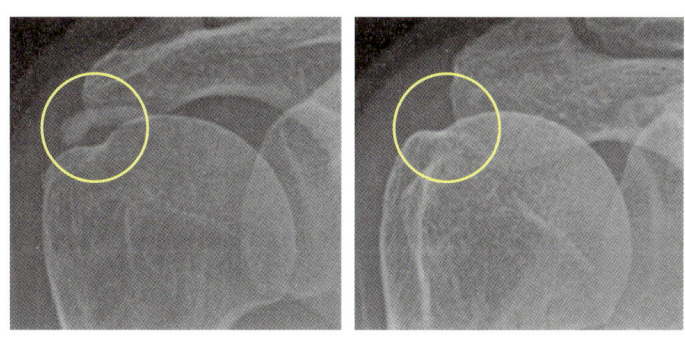

석회화건염 환자의 수술 전 X-ray(왼쪽)
석회화건염 환자의 수술 후 X-ray(오른쪽)

① 기본 치료

석회화건염은 통증 정도에 비해 치료는 상당히 쉬운 편이다. 석회의 크기가 작으면 약물치료와 물리치료로 금방 효과를 볼 수 있으며 급성 통증은 부신 피질 호르몬 주사를 놓아 치료하기도 한다. 초음파로 돌의 위치를 확인하고 바로 제거하는 방법이 일반적이다.

② 비수술적 치료

가장 인기 있는 비수술적 치료로는 체외충격파를 들 수 있는데 충격파를 쏘아서 돌을 잘게 쪼개는 방식이다. 이때 힘줄의 혈류가 증가하는 효과도 있어서 통증이 감소하기도 한다. 프롤로테라피로 어깨 힘줄 주변의 혈액순환을 촉진해서 염증을 완화시키고 통증을 줄여주는 효과를 기대할 수도 있다. 프롤로테라피 역시 약해진 근육과 인대, 힘줄을 강화해서 어깨 관절의 운동 범위를 넓혀줄 수 있다.

③ 수술적 치료

어깨 관절에 생긴 돌의 크기가 비교적 클 때, 약물치료로 효과가 없을 때, 통증이 지속될 때는 관절내시경이 답이다. 어깨에 관절내시경을 집어넣어 돌의 크기 및 위치 등을 확인하고 돌을 제거하면 바로 통증에서 해방될 수 있다.

● 어깨충돌증후군

어깨 관절에는 어깨를 처마처럼 덮고 있는 견봉이라는 부위가 있다. 견봉과 팔뼈 사이가 점점 좁아져서 어깨를 움직일 때 견봉과 어깨 힘줄(회전근개)이 서로 부딪쳐 통증을 일으키는 병이 어깨충돌증후군이다. 처음에는 어깨 힘줄을 싸고 있는 점막의 염증 반응으로 통증이 생기지만 이후에는 어깨 힘줄의 섬유화와 퇴행성 변화가 더해져서 어깨 힘줄의 파열을 일으키기도 하므로 어깨충돌증후군을 회전근개파열의 전 단계로 보기도 한다.

팔을 내리고 있을 때는 어깨 힘줄과 관절낭 등에 압박이 없지만 팔을 들어 올리면 압박이 가해진다. 이 상태에서 시간이 흐르면 어깨 구조물에 염증이 생겨 충돌증후군이 일어나게 된다. 따라서 충돌증후군은 어깨를 반복적으로 자주 사용하거나 팔을 들고 일하는 자세가 누적되는 직업군의 사람들에게 주로 발생한다. 페인트공이나 목수, 무거운 물건을 들고 나르는 일이 많은 창고업, 해운업 종사자들이 그 예다. 요즘은 꼭 직업 탓이 아니라 배드민턴이나 골프, 테니스, 헬스 등 어깨를 주로 쓰는 운동을 좋아하는 사람들에게서 많이 발생하고 있다.

어깨충돌증후군 증상

1. 40대 이후부터 어깨 앞쪽에 경미한 통증이 느껴진다.

2. 팔을 들어 올릴 때 어깨 속에 무언가 걸리는 듯한 느낌이 든다.

3. 팔을 들어 올리거나 돌리는 등 특정 동작을 하면 통증이 더 심하다.

4. 처음에는 경미한 통증이었지만 점점 움직일 때마다 아프다가 나중에는 가만히 있어도 아프다.

환자 사례

워킹맘 37세 김은영 씨는 직장에서 퇴근하면 집으로 출근한다고 할 정도로 집 안팎에서 다양한 일에 시달리고 있었다. 특히 저녁 시간이 바쁜데 저녁상을 차리면서 아이들도 돌봐야 해서 둘째 아들을 업고 반찬을 만들고 상을 차리고 설거지를 했다고 한다. 어느 날부터인가 은영 씨는 어깨가 아프기 시작하더니 급기야 팔을 머리 위로 들어 올리지 못할 정도로 통증이 느껴지기 시작했다. 은영 씨는 어깨를 바늘로 찌르는 듯 쿡쿡 쑤시는 느낌이 들었다고도 했다. 견봉과 팔 위쪽 뼈 사이가 상당히 좁아져 둘이 충돌해서 통증을 일으키는 어깨충돌증후군이었다. 대부분 어깨 부위에만 통증이 있지만, 심해지면 팔도 아프고 저릴 수 있으며, 뒷목도 아프기 때문에 목디스크와 증상이 비슷해서 둘을 착각하는 경우도 많다. 다행히 초기라서 가벼운 약물치료와 물리치료만으로도 호전이 되었으며 이후 따뜻한 물로 샤워하기, 가벼운 유산소운동, 꾸준한 스트레칭 등을 실시해서 어깨 건강에 더욱 신경을 쓸 것을 약속했다.

① 기본 치료

어깨충돌증후군의 치료가 회전근개파열의 치료보다 쉽다. 초기 회전근개파열과 비슷한 증상을 보이고 치료법도 같기 때문이다. 단순한 어깨충돌증후군이라면 꾸준한 운동치료만으로도 치료가 가능하다. 운동을 하면 어깨 관절 구조물이 강화되고 어깨가 굳는 것도 막을 수 있다.

② 비수술적 치료

회전근개에 충격파를 쏘아서 콜라겐 섬유를 자극하고 통증을 줄이는 체외충격파가 큰 도움이 된다. 프롤로테라피도 효과적인데 염증을 가라앉히고 어깨 관절 구조물의 재생을 유도해서 관절의 운동 범위를 정상화시키는 효과를 볼 수 있다.

③ 수술적 치료

견봉 아래 공간이 줄어들어서 발생하는 어깨충돌증후군을 막을 수 있도록 관절내시경으로 공간을 넓히고 염증이 있는 활액낭을 제거하여 견봉의 아래쪽이나 회전근개의 거친 면을 매끄럽게 다듬어준다. 자가줄기세포이식술을 시행해서 염증을 가라앉히는 것은 물론, 어깨 관절 구조물의 퇴행성 진행을 막아 재발의 위험을 낮추는 방법도 있다.

어깨 관절 질환 구분법

어깨 질환은 증상이 비슷해서 헷갈리기 쉽다. 가장 좋은 구분법은 전문의를 찾아 정확한 진단을 받는 것이다.

	어깨 관절 질환	회전근개파열	석회화건염	어깨충돌증후군
아픈 부위	어깨 전체 또는 앞뒤	어깨 바깥쪽	어깨 전체	어깨 바깥 위쪽
움직임 제한	팔을 위로 올리거나 뒤로 돌리기 힘듦	없음 (완전히 파열된 경우에는 팔을 아예 들어 올리지 못함)	있음	없음
통증 발생 자세	팔을 앞, 뒤, 옆, 위로 들어 올릴 때 경미한 통증 발생	팔을 위로 올리거나 뒤로 돌릴 때	가만히 있어도 통증 있음	옆이나 위로 들어 올릴 때
야간통	있음	있을 수도 있고 없을 수도 있음	있음	없음
모양 변화	모든 어깨 근육의 위축	어깨 근육 위쪽의 위축	부기, 발적	없음

06

손·발 관절 질환의 증상과 원인

● 손·발 관절, 왜 아플까?

사람의 몸에는 총 206개의 뼈가 있는데 그중 양손에 54개, 양발에 52개의 뼈가 있다. 뼈가 많다는 것은 그만큼 관절도 많다는 뜻이다. 손가락에는 약 30개, 발에는 약 60개의 관절이 있는데 이는 몸 전체 관절 수의 3분의 1에 해당한다. 이처럼 손과 발은 작지만 복잡하고 정교한 기관으로 사용량이 많은 중요한 신체 부위이며 동시에 부상의 위험이나 퇴행성 질환이 많이 발생하는 부위이기도 하다.

인간은 연간 평균 300만 보 이상을 걷고 평생 지구 네 바퀴 반을 돈다고 알려져 있다. 만약 체중이 70kg인 성인 남자가 하루에 1만 보를 걷는다면 발에는 매일 700여 톤의 무게가 실리는 셈이다. 손 역시 엄청난 사용량을 자랑한다. 인간이 다른 동물들과 다른 이유 중 하나로 손의 사용을 들 수 있을 만큼 손가락과 손목은 생활 전반에 빈번하게 사용되고 있다. 생각해보면 먹고 마시고 만지고 만들고 쓰는 등의 모든 행위는 손을 사용해야만 할 수 있다. 따라서 손과 발은 둘 다 쉬지 않고 움직이면서 퇴행성 질환에 서서히 노출될 수밖에 없는 구조적 특징을 지니고 있다.

팔꿈치 관절 역시 손 관절과 더불어 사용량이 많고 부상의 위험이 높은 관절이다. 팔꿈치 관절은 3개의 뼈가 모여서 이루어진 구조로 '경첩 관절'이라고도 부르며 하나의 축을 따라 구부리고 펼 수 있다. 팔꿈치 관절의 경우에는 팔꿈치 아래팔이 약간 비틀어지면서 안쪽이나 바깥쪽으로 어느 정도 돌릴 수 있는 점이 특징인데, 특정한 방향으로 정해진 각도만 움직일 수 있는 관절의 특성 때문에 부상의 위험이 크고 이로 인한 염증 반응이 잘 일어나는 단점이 있다. 현대인이라면 스포츠로 인한 관절의 손상을 특히 유의해야 하는데 팔꿈치 관절의 질환은 아예 '테니스엘보' 혹은 '골프엘보'처럼 그 관절에 좋지 않은 운동이 질환의 이름으로까지 명시되어 있을 만큼 운동으로 인한 손상도 많다. 또 테니스를 치지 않아도 테니스엘보를 앓을 수도 있는데, 이는 해당 근육을 과도하게 사용하면 어김없이 퇴행 반응이 생기기 때문이다.

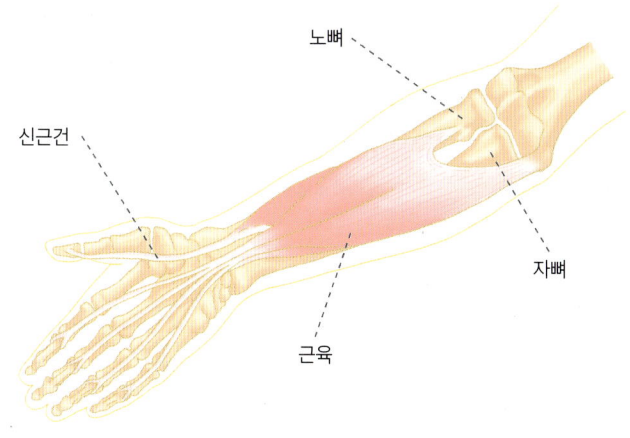

노뼈

신근건

자뼈

근육

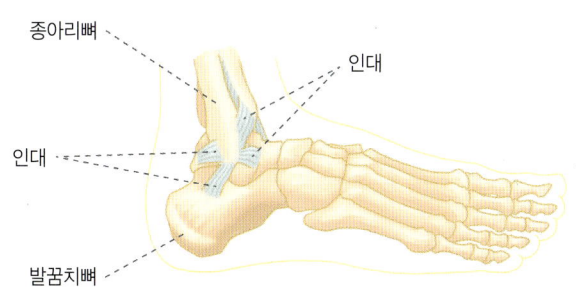

종아리뼈

인대

인대

발꿈치뼈

손·발 관절의 구조

● 손은 컴퓨터, 발은 하이힐, 팔꿈치는 라켓 조심

현대인의 손가락이나 손목 관절 질환은 대부분 장시간의 컴퓨터 사용과 관계가 깊다. 마우스의 사용이 많고 자판을 자주 두드리다 보니 손목 관절은 좌우 방향으로만 지나치게 운동량이 많고 손가락은 자주, 많이 사용해야 한다. 오랫동안 앉아서 컴퓨터를 하는 경우에는 혈액순환이 원활하지 못하며 사용 빈도가 높은 관절은 긴장과 스트레스를 잔뜩 떠안을 수밖에 없다. 이 과정에서 통증이 발생하는 것이다. 요즘은 스마트폰 등의 모바일 기기를 오래 사용하는 사례도 많아서 손목이나 손가락 질환자가 많고 청소년들 역시 일찍부터 손목관절염에 걸리기도 한다.

발 건강을 위협하는 최고의 적은 불편한 신발이다. 특히 하이힐은 발 건강에 아주 좋지 않다. 신는 사람의 발볼이나 발의 상태를 전혀 고려하지 않고 무조건 정해진 사이즈의 신발에 발을 우겨넣거나 너무 높은 굽 때문에 무게중심이 앞쪽으로 쏠려 발가락에 하중이 많이 실리는 점이 좋지 않다. 맞지 않는 신발을 억지로 오랫동안 신으면 무지외반증이나 소건막류 등의 발 관절 질환에 시달릴 수 있으며 무릎관절염이나 허리디스크 등의 2차 질환에도 걸리기 쉽다. 요즘은 남자들도 다양한 신발을 신기 시작하면서 발 관절 질환에서 자유롭지 못하게 되었다. 굳이 하이힐을 신지 않아도 너무 낮은 굽의 신발 역시 족저근막염을 일으키는 원인이 되기도 한다.

팔꿈치 관절 질환은 라켓을 쥐면 알 수 있다는 말이 있다. 일상생활 속에서 이미 아래팔 관절의 퇴행이나 염증이 있던 것을 오랜만에 테니스 라켓을 쥐면서 발견하는 사례가 많기 때문이다. 테니스를 쳐서 아픈 것으로 오해하기 쉬운데 사실은 모르고 지나칠 뻔했던 관절 질환을 테니스가 발견해준 것이라고 볼 수도 있다. 반면 배드민턴 인구가 증가하면서 배드민턴을 과격하게 치는 사람들 중에는 '테니스엘보(배드민턴엘보)'를 앓고 있는 사람이 심심치 않게 많다. 아무래도 한쪽 팔을 무리하게 사용하는 운동이니 만큼 팔꿈치 관절에 부담을 주어서이다.

● 상과염

상과염은 특정한 운동을 할 때 발생하는 질병이다. 예를 들어 테니스의 경우 오른쪽 손으로 백핸드 스트로크를 할 때 오른쪽 팔꿈치 바깥쪽에 충격이 가해지고 이로 인해 염증 반응이 일어난다. 골프를 칠 때는 왼쪽 팔꿈치 안쪽에 무리가 가서 질병이 발생한다. '상과'란 팔꿈치의 안쪽과 바깥쪽으로 튀어나온 뼈로 팔을 구부리면 뾰족하게 만져진다.

상과염은 주로 운동선수가 걸리는 병으로 알고 있는 사람들이 많다. 하지만 손빨래나 다림질을 오랫동안 반복적으로 해온 가정주부나 망치질과 톱질이 잦은 목수 또는 벽돌을 쌓는 벽돌공에게서도 증상이 자주 보인다. 이는 팔꿈치 관절을 과도하게 사용했거나 혹은 잘못된 자세로 반복 작업을 하는 것

등이 원인으로 팔꿈치뼈에 붙어 있는 힘줄(신전근)에 무리가 가서 염증이 생기고 힘줄 내부에 미세한 파열이 생겼기 때문이다.

통증은 밤에 더 심한데 팔꿈치뼈의 힘줄이 낮보다는 움직임이 적어 더 굳게 되고 이에 조금만 움직여도 강한 통증을 유발하는 탓이다. 또 처음에는 팔꿈치 안쪽이나 바깥쪽만 아프다가도 점차 손목을 뒤로 젖히거나 손가락을 펼 때도 통증이 동반되기도 한다.

상과염 증상

1. 팔꿈치 바깥쪽의 볼록한 부분에서 통증이 느껴진다.
2. 손에 힘을 주거나 물건을 들기 힘들다.
3. 팔을 흔들거나 손목을 비틀 경우에 아프다.
4. 가만히 있을 때보다 팔꿈치 부위를 누를 때 더 아프다.
5. 갑자기 팔꿈치가 너무 아파서 아무것도 들 수 없다.
6. 팔꿈치가 아프더니 손끝까지 저리다.

환자 사례

음식점의 주방에서 일을 하는 55세 강승미 씨는 최근 팔꿈치 통증이 심해져서 프라이팬을 들고 음식을 볶는 등의 동작을 전혀 할 수가 없게 되자 병원을 찾았다. 진단명이 상과염이라고 하자 "상과염은 운동선수들이 걸리는 질병이라고 들었다"며 "평소에 테니스나 골프 같은 운동은 한 적도 없는데 무슨 소리냐?"라고 오히려 반문을 했다. 하지만 평소 팔꿈치에 반복적으로 충격이 가해져서 생기는 병으로 프라이팬을 들거나 설거지를 하는 등 팔꿈치를 자주 쓸 수밖에 없는 가정주부에게 잘 걸리는 병이라고 설명을 해주었다.

상태는 비교적 초기라서 약물치료와 물리치료로 금세 통증이 가라앉았다. 하지만 약물치료를 하지 않으면 재발해서 병원을 다시 찾게 되는 것이 문제였다. 근본적인 치료를 위해 관절내시경을 시행하여 염증의 제거와 손상된 부위의 재생을 도왔더니 팔꿈치 통증이 말끔하게 사라졌다. 이후에는 팔꿈치의 무리한 사용을 자제하고 일하는 중간마다 팔을 쭉 펴는 등의 스트레칭을 하도록 했다.

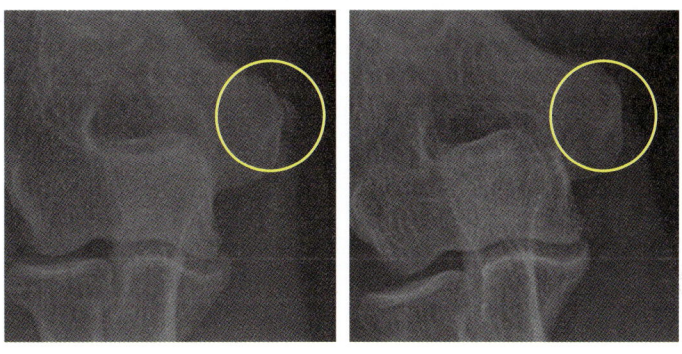

상과염 환자의 수술 전 X-ray(왼쪽)
상과염 환자의 수술 후 X-ray(오른쪽)

① 기본 치료

경미한 증상의 경우에는 물리치료, 얼음찜질, 근력운동, 약물치료 등으로 통증을 완화시키는 효과를 볼 수 있다. 치료를 받으면 통증이 가라앉지만 재발의 위험이 많은 병이기도 하다.

② 비수술적 치료

기본적인 치료를 받았음에도 잘 낫지 않거나 증상이 비교적 심한 경우에는 프롤로테라피를 시행해서 좋은 결과를 얻을 수 있다. 손상 부위의 재생을 도와서 통증이 호전되는 것은 물론 운동 능력을 강화하는 효과까지 기대할 수 있다.

③ 수술적 치료

기본 치료를 시행해도 2~6주 안에 호전이 되지 않고 통증이 자주 재발하거나 증상이 악화되었을 때는 관절내시경술을 시행할 수 있다. 관절내시경을 팔꿈치 관절에 삽입한 후, 각각 팔꿈치 관절의 바깥쪽과 안쪽에 생긴 염증을 제거하고 손상 회복을 유도한다.

● 방아쇠손가락증

마치 방아쇠를 당기는 모양처럼 손가락이 제대로 구부려지지 않거나 펴지지 않는 증상이 보인다 해서 붙여졌다. 손가락을 굽히는 힘줄이 반복적인 자극에 의해 붓거나 힘줄이 지나가는 통로가 좁아져 힘줄의 움직임이 원활하지 못하고 무언가에 걸리는 듯하면서 통증이 유발되는 질환이다. 유독 구부리거나 펴는 동작이 어려운 손가락이 있다거나 손가락 끝마디가 저리고 아프면서 손가락을 펼 때 '뚝' 하는 소리가 나기도 한다. 심할 때는 손가락을 아예 펴지 못하거나 손가락을 구부렸다가도 자동으로 펴져버리는 경우도 있다.

손과 손목의 반복적인 사용으로 인한 염증이 원인이기 때문에 스마트폰 사용이 잦은 현대인들에게는 주의가 필요하다. 이 외에도 임신 및 출산으로 관절이 약해진 상태에서 무리하게 가사노동을 하면서 생길 수도 있고 류마티스 관절염 같은 전신 관절 질환의 증상 중 하나로도 볼 수 있다. 드물게는 관절 연골에 외상을 입어서 방아쇠손가락증을 앓기도 한다. 손가락이나 손목의 사용이 많은 요리사들에게 흔한 질병이기도 하다.

· ·

방아쇠손가락증 증상

1. 손가락의 바닥 쪽에 통증이 있다.
2. 손가락을 구부리거나 펼 때 '딱' 소리가 난다.
3. 손가락의 움직임이 자연스럽지 못하고 어딘지 걸리는 듯한 느낌이 있다.
4. 손을 쓰지 않으면 통증이 나아지지만 쉬어도 통증이 있고 호전과 악화를 반복한다.

환자 사례

　40대 초반의 김은순 씨는 비교적 젊은 나이임에도 손가락과 손목이 아파서 고생을 하고 있다고 했다. 특히 손가락이 많이 아픈데 구부릴 때 '딱' 소리가 나기도 하고 잘 구부려지지 않는 것이 문제였다. 은순 씨는 직장생활을 하고 있어서 가사노동의 부담이 크지 않기 때문에 그 원인을 쉽게 찾지 못하다가, 하루에도 수 시간씩 스마트폰을 만지작거리는 소위 '엄지족'이라는 사실을 알게 되었다. 엄지족은 엄지손가락을 이용하여 스마트폰으로 민첩하게 통화하고 정보를 검색하거나 게임을 즐기는 사람을 뜻한다. 따라서 손가락의 사용이 지나치게 많아 손가락 힘줄에 무리가 생기고 파열이나 염증 반응이 잘 생긴다.

　은순 씨의 경우는 방아쇠손가락증의 초기라 가벼운 약물치료와 물리치료를 병행해서 금방 통증을 가라앉힐 수 있었다. 치료 이후 그녀는 스마트폰 사용 시간을 대폭 줄이고 손가락과 손목도 가끔 쉬게 해주는 등 손가락 건강을 위해 생활습관을 바꿨다.

① 기본 치료

증상이 경미할 때는 약물치료, 물리치료, 운동치료를 겸하면 금방 호전될 수 있다. 손을 찬 곳에 노출시키지 않고 적당한 휴식을 취하는 것도 치료의 한 방법이다.

② 비수술적 치료

관절의 염증을 없애고 재생을 유도하는 프롤로테라피가 이 경우에도 효과를 발휘할 수 있다. 관절과 힘줄이 한층 강화되어 운동 능력의 향상 효과도 있다.

③ 수술적 치료

방아쇠손가락증의 치료법으로는 자가줄기세포이식술이 가장 인기 있다. 자가 줄기세포이식술은 자신의 골수나 지방조직에서 채취한 성체줄기세포를 이용해 손상된 관절이나 연골을 재생시키는 치료법으로 치료 효과가 탁월하고 재발의 위험도 낮아서 운동선수가 선호하는 방법이다.

● 손목건초염

건초란 힘줄을 싸고 있는 조직을 말하는데 이 조직에 염증이 생기면 윤활 작용이 줄어들어 통증을 동반하고 붓거나 열감이 생기기 쉽다. 건초염은 손목에서 흔히 발생한다. 신근건은 손가락과 손목을 이어주며 손가락이나 손등을 펴주는 근육이다. 이 신근건은 각각 분리되어 6개의 터널로 이루어져 있는데 이 터널 주변에 염증이 생겨 좁아지는 질환이 손목건초염이다.

손목건초염은 엄지손가락과 손목의 잦은 사용에 의해 발생한다. 특히 출산 후 육아가 서툰 초보 주부들이 많이 걸리는 질환으로 임신과 출산의 과정에서 관절이나 인대 등이 많이 느슨해진 데다가 분만 후 바로 육아와 가사노동에 시달리면서 발생하는 경우가 많다. 이 외에도 컴퓨터프로그래머나 골프를 처음 배우는 초보자 등도 손목건초염에 걸릴 위험이 높다.

손목건초염 증상

1. 손목 주위가 붓고 열감이 있다.
2. 손과 손목 부위에 통증이 심하다.
3. 손을 사용하지 않으면 통증이 줄어들었다가 다시 통증이 생기고는 한다.
4. 밤에 더욱 욱신거린다.

환자 사례

세 아이의 엄마인 40세 장하윤 씨는 손목이 아파서 병원을 찾았다. 하윤 씨는 엄지손가락을 들어 올릴 때마다 통증이 심했으며 주먹을 쥐거나 빨래를 비틀어 짜는 동작에 큰 어려움을 느끼고 있었다. 손가락에 전기가 통하는 것처럼 찌릿찌릿한 증상도 있다고 했다. 하윤 씨의 손목 통증은 셋째 출산 이후에 더욱 심해졌다고 하는데 진단해보니 손목건초염을 앓고 있었다.

빨래, 설거지, 요리 등의 가사 활동과 육아를 병행해야 하는 가정주부들이 손목건초염에 잘 걸린다. 특히 출산 과정에서 호르몬의 변화로 관절이 느슨해지는데 이때 무리하게 집안일을 하면 더욱 발병 위험이 높아질 수밖에 없다. 하윤 씨의 상태는 비교적 심한 편이라 프롤로테라피를 시행했으며 아픈 부위는 다 나을 때까지 되도록 사용하지 말 것을 강조했다. 아이가 셋씩이나 되다 보니 육아나 집안일의 굴레에서 벗어나기가 쉽지는 않았지만 하윤 씨의 손목 건강을 위해 가족들이 발 벗고 나서서 집안일을 분담해주어 무사히 치료를 마치고 손목 통증에서도 해방될 수 있었다.

① 기본 치료

초기 손목건초염에는 휴식이 최고의 치료법이다. 따라서 증상이 발견된다면 가능한 한 손목 사용 시간을 줄이고 무리하게 힘을 쓰지 않도록 노력해야 한다. 이때 손목 보호대나 압박붕대를 감아주면 의식적으로 손의 사용량을 줄일 수 있고 통증 부위를 지탱해주는 역할을 하기도 한다. 이 외에도 가벼운 물리치료나 약물치료를 병행하면 통증이 한결 완화되는 효과를 얻을 수 있다.

---

tip

· · ·

손목건초염 자가 테스트

엄지를 손바닥 쪽으로 굽힌 후 나머지 네 손가락으로 주먹을 말아 쥐고 새끼손가락 쪽으로 손목을 꺾는 동작을 해보라. 이때 통증을 느낀다면 손목건초염 증상이 있는 것이다.

---

② 비수술적 치료

프롤로테라피로 통증을 잡는 것과 동시에 손목 인대를 강화하는 효과를 기대할 수 있다. 염증을 해소하고 재생을 유도해서 손목에 안정성을 준다. 체외충격파를 사용해서 비슷한 효과를 노려볼 수도 있다.

③ 수술적 치료

손목건초염 환자들은 평소 가벼운 통증을 느꼈음에도 불구하고 대수롭지 않게 넘기는 경우가 많다. 또 통증이 조금 심하다고 하더라도 여러 가지 이유로 관절을 계속 사용해야 하기 때문에 그냥 방치했다가 병을 키우기도 한다. 건초염의 단계가 심각한 수준이라면 자가줄기세포이식술을 이용해서 손상된 인대의 재생을 유도하는 방법과 건초절개술을 통한 치료법을 선택할 수 있다.

● 족저근막염

발바닥의 근막에 무리가 가서 붓고 염증이 생기는 질환인 족저근막염은 전 국민의 1%가 앓고 있을 만큼 흔한 질병이다. 족저근막은 발의 아치를 유지하고 발에 탄력을 주는 단단한 끈과 같은 구조물로 몸의 무게를 지탱하는 깔창의 역할을 하고 있다. 족저근막염은 호르몬 분비의 변화로 발바닥 지방층이 얇아진 40~60대 여성들에게서 흔하게 나타난다. 또한 비만인 사람, 마라톤이나 축구처럼 격렬한 달리기를 많이 하는 사람, 오래 서서 일하는 사람들에게서 자주 발병하는데 이와 같은 생활 습관들이 족저근막에 충격을 주어 손상을 입히고 염증 반응을 일으키기 때문이다.

평소 플랫슈즈를 즐겨 신는 습관도 족저근막염의 원인이 될 수 있다. 굽이 1cm 이하인 플랫슈즈를 신으면 하이힐을 신을 때보다 발뒤꿈치 충격이 4배나 된다. 걷거나 뛸 때 발뒤꿈치부터 땅에 닿는데, 플랫슈즈는 발을 보호하지 못하는 데다가 발바닥의 충격을 고스란히 뒤꿈치에 가도록 한다. 이 과정에서 발바닥 근육에 무리가 가고 염증이 생기는 것이다.

족저근막염 증상

1. 아침에 일어나 첫발을 내디딜 때 불쾌한 통증이 있다.
2. 발뒤꿈치 전체 혹은 발 안쪽에 통증이 있다.
3. 발에 체중이 실리면 통증이 느껴진다.

환자 사례

아침에 일어나서 발바닥을 내딛을 때마다 찌릿한 통증이 느껴져서 병원을 찾았다는 55세 김건우 씨는 평소 달리기를 좋아해서 매일 조깅을 하다가 최근에는 아마추어 마라톤 대회에도 참가했는데 마라톤 완주 이후 발바닥이 아프기 시작했다고 한다. 족저근막염이 의심스러워 검사를 해보니 발에 가해지는 충격이 너무 크고 잦아서 발바닥 근육에 염증이 생겨 있었다.

족저근막은 발에 가해지는 충격을 흡수하기 때문에 반복적이고 지나친 자극에 손상이 될 위험이 높으므로 주의해야 한다. 보통 발꿈치 안쪽 부분에 통증이 심한데 본격적인 통증이 나타나기 전까지는 별다른 증상이 없는 경우가 많아서 조기 진단이 어려운 문제가 있다.

건우 씨는 통증이 심하고 염증 부위도 비교적 넓은 편이라 체외충격파를 시행했는데 인대와 조직을 자극하여 혈관 재생을 돕고 통증을 완화시키는 효과를 얻을 수 있었다. 치료 이후에는 무리한 달리기는 자제하고 충분한 휴식을 취할 것을 권했다.

① 기본 치료

초기 족저근막염의 경우에는 소염진통제를 먹으면서 가벼운 스트레칭 등을 하면 충분히 호전될 수 있다. 하지만 이는 아주 초기인 경우에만 해당된다. 대부분의 환자들은 통증의 상태가 심각해지기 전까지 병원을 찾지 않는 습성이 있어 병을 키우는 안타까운 사례가 많다.

② 비수술적 치료

통증이 심하거나 이미 만성이 된 경우에는 프롤로테라피나 체외충격파를 받으면 탁월한 효과를 볼 수 있다. 체외충격파의 경우 강한 파장으로 신경을 자극하여 통증의 원인이 되는 염증성 물질을 제거하고 새 조직의 증식을 돕는다.

③ 수술적 치료

프롤로테라피나 체외충격파의 연장선에서 자가줄기세포이식술도 시행할 수 있다. 세포의 재생을 도와서 족저근막의 빠른 회복과 재생을 기대할 수 있다.

● 무지외반증

무지외반증이란 엄지발가락이 새끼발가락 방향으로 휘어 엄지발가락의 발볼 쪽이 육안으로 봐도 확연하게 튀어나오는 질환으로 시간이 지날수록 통증이 점점 심해지는 것이 특징이다. 무지외반증은 대개 유전적인 요인에 의해 나타난다고 알려져 있다. 부모 중 한쪽이 무지외반증을 앓고 있다면 자신에게도 무지외반증이 발병할 가능성이 큰 것이다. 유전적 요인이 없어도 발 건강에 나쁜 신발을 자주 신는 것도 병의 원인이 되는데 발볼이 좁은 하이힐을 즐겨 신는 여성들에게 특히 취약한 질환이다. 신발을 살 때 발볼의 크기보다는 발의 길이에 맞춰 사는 습관도 무지외반증에 악영향을 끼칠 수 있다.

초기 무지외반증은 엄지발가락 안쪽이 돌출되는 등 형태의 변형은 있지만 통증이 크지 않아서 방치하는 사람이 많다. 이렇게 내버려두면 증상이 점점 심해져서 결국에는 아예 신발을 신지 못하거나 걷지 못하는 경우도 적지 않다. 또 발바닥의 굳은살 및 신경종 등 여러 가지 2차 질환을 유발하고 발의 기형이 점점 심해지면서 걸음걸이에도 큰 문제가 발생하고 무릎, 고관절, 골반, 허리로까지 통증이 전이될 수도 있다.

. . . .

무지외반증 증상

1. 엄지발가락이 휘면서 안쪽 발볼이 튀어나와 통증이 생겼다.
2. 튀어나온 안쪽 발볼이 아파서 걷는 것은 물론 신발을 신기도 힘들다.

① 기본 치료

초기에는 교정적인 치료를 많이 하는데 발볼이 넓고 굽이 적당히 낮은 신발을 신고 교정 안장을 착용하는 등의 노력과 더불어 약물치료 및 물리치료를 병행하면 효과를 볼 수 있다.

② 비수술적 치료

틀어진 인대에 안정성을 부여하여 무지외반증의 진행을 막고 닳고 약해진 연골의 재생을 유도하며 치명적인 관절염으로 더욱 병이 커지는 것을 막고자 프롤로테라피를 진행하는 경우도 있다. 통증도 사라지고 자세도 좋아지는 등 부가적인 효과도 좋은 편이다.

144

③ 수술적 치료

미관상 보기 흉하다고 해서 무작정 수술하는 것은 옳은 판단이 아니다. 왜냐하면 수술 후에도 하이힐 등 불편한 신발은 신을 수 없기 때문이다. 수술은 통증이 심각하여 걷기 어려운 상태의 환자에게 뼈의 절골술을 시행해서 교정을 하는 무지외반골절술이 일반적이며 환자의 나이, 변형의 정도, 환자가 가장 불편하게 생각하는 부분 등을 신중하게 고려하여 수술해야 한다.

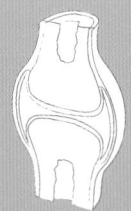

이제는 환자 스스로 자신의 병을 치료하기 위해 노력해야
한다. 수술이 불가피한 상황이라면 보다 정확한 수술을
위해서 좋은 병원을 찾을 수 있도록 적극적으로 정보를
얻자. 행복한 100세 시대를 맞이하려면 무엇보다도 관절
의 건강이 뒷받침되어야 하고 이를 위해서는 적절한 관리
와 치료가 꼭 필요하다.

Part 3

비수술과 수술, 관절 치료의 모든 것

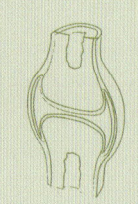

. . .

01

통증 잡는 비수술 치료

● 보존적 치료와 수술 치료의 장점만 모은 비수술 치료

과거에는 관절 질환의 치료법을 크게 보존적 치료와 수술 치료로 나누었다. 물리치료, 약물치료, 운동치료 등으로 대표되는 보존적 치료는 자기 관절을 최대한 지키면서(보존) 통증을 줄이는 치료로, 환자의 부담이 적고 치료 방법도 비교적 간단하다. 하지만 근본적인 치료가 될 수 없고 치료 시기를 놓쳐 질환이 악화된 상태에서는 큰 효과를 보기 어려운 단점이 있다. 수술 치료는 상대적으로 치료 효과가 크지만 자기 관절을 계속 사용하기가 어렵고 수술 후유증과 재활치료라는 큰 숙제를 떠안아야 한다. 관절 수술 중 가장 대표적인 인공관절치환술의 경우, 삽입한 인공관절의 기대수명이 10~15년 정도라서 섣불리 수술할 수 없는 점도 문제다.

보존적 치료와 수술 치료의 장점은 더하고 단점을 보완하여 등장한 것이 비수술 치료이다. 보존적 치료로는 큰 효과가 없는 상태지만 수술 치료를 받기에는 부담을 느끼는 환자들에게 새로운 길이 열린 것이다. 비수술 치료 중에서 가장 인기 있는 치료법은 프롤로테라피와 체외충격파를 들 수 있다. 이들 치료법의 공통점은 마취나 절개를 하지 않고, 시술 시간이 15~20분 정도로 매우 짧다는 점이다. 반복적으로 시행할 수 있으며, 별도의 회복기간이 필요하지 않으므로 시술을 받은 뒤 바로 일상생활을 할 수 있는 점도 좋다. 무엇보다도 비수술 치료법임에도 일시적인 통증 완화가 아니라 근본적인 치료가 가능하다는 점이 가장 매력적이다.

관절 질환은 통증을 방치해서 병을 키우는 사례가 많다. 나이가 들수록 무릎이나 어깨 등 관절 한 군데 아프지 않은 사람이 없다 보니 특별히 병이라는 생각 자체를 안 하거나 통증이 있다 해도 어느 시점에 병원을 찾아야 하는지 개인적으로 판단하기 쉽지 않은 탓이다. 또 치료 방법으로 수술부터 떠올리는 사람이 많은 것도 문제다. '수술'이라고 하면 두려운 마음부터 드는 것이 당연하다. 따라서 관절이 아프면 대개 '쓰는 데까지 쓰다가 완전히 망가지면 수술해야지' 하는 잘못된 생각이 만연해 있다.

하지만 이제는 관절에 통증이 있다고 해서 무턱대고 수술부터 떠올리며 두려워할 필요가 없다. 의학 기술이 발달함에 따라 효과 좋은 비수술 치료법으로 관절의 통증도 완화시키고 근본적인 치료도 할 수 있기 때문이다. 관절이 아프면 참지 말고 바로 병원을 찾아 정확한 진단을 받아보자. 수술 대신 시도해볼 수 있는 효과 좋은 치료법들이 준비되어 있으니 말이다.

● 프롤로테라피

우리 몸에는 상처가 생기면 스스로 치료하는 '자가치유기전'이 존재한다. 우리가 미처 의식하지 못하는 사이에도 몸은 손상 부위를 치료해서 자연히 아물도록 하는데, 만약 몸의 치유능력이 떨어져 있다면 상처를 쉽게 회복하지 못하고 만성통증으로 발전할 수 있다. 관절의 경우에는 구조물 내에 혈관이 적어서 자가치유기전이 활성화되지 못하기 때문에 염증 단계에서 더 이상 호전되지 않고 오래도록 머물러 있는 경우가 많다. 이때 관절 내 치유능력을 자극하는 약물을 투여하면 망가진 관절의 세포와 조직이 빠르게 늘어나면서 손상 부위가 회복되는데 이와 같은 원리를 이용한 치료법이 바로 프롤로테라피다.

프롤로테라피(Prolotherapy)는 증식을 뜻하는 'Prolo'와 치료를 뜻하는 'Therapy'의 합성어로 이름처럼 상처 치료에 필요한 조직을 증식시켜 손상 부위를 치유하고 튼튼하게 만드는 비수술 치료법이다. 프롤로테라피는 초음파로 만성 통증의 원인이 되는 조직을 상세하게 확인한 후 세포의 활성화와 증식을 유도하는 포도당의 일종인 '덱스트로즈(dextrose) 용액'을 정확한 부위에 투여하여 힘줄, 인대, 건골접합부, 연골, 관절낭을 강화시킨다. 덱스트로즈 용액을 상처 부위에 주입하면 일시적으로 관절 구조물 내에 염증 반응이 강하게 일어나게 되는데 이를 치료하고자 온몸이 집중을 한다. 이 과정에서 세포가 증식, 재배열 단계를 거쳐 건강한 세포로 바뀌게 된다. 이때 일부러 세포에 손상을 유발하는 것처럼 보이지만, 섬유화 조직을 만들지 않을 정도로만 적당한 자극을 주는 것이다. 프롤로테라피는 이미 없어진 관절 구조물이 다시 자라게 하는 치료는 아니다. 남은 관절 구조물을 튼튼하게 해서 관절 기능을 회복하도록 돕는 역할을 할 뿐이다.

프롤로테라피는 적용 범위가 넓고 수술에 대한 부작용이나 합병증, 후유증의 우려가 적다. 또한 반복적으로 시행해도 무리가 없어서 고령자, 임산부, 당뇨 및 고혈압 환자에게도 시술이 가능하다. 일시적으로 통증만 완화되는 시술이 아닌 조직의 회복을 도와 근본적인 치료를 한다는 것이 큰 장점이다. 상과염이나 퇴행성관절염, 석회화건염, 족저근막염 등 거의 모든 관절 질환에 효과가 있어서 바쁜 현대인들에게는 추천할 만하다. 다만 증상이나 환자의 상태 등에 따라 치료 가능 여부가 판단되기 때문에 전문의와 충분한 상담을 통해 정확한 진단을 받은 후 시술해야만 한다. 아픈 부위를 찾아내어 정확하게 치료 상태를 가늠할 수 있는 초음파 진단 능력을 갖추고 있는지 또 주사액을 정확한 부위에 주사하는 임상 능력을 갖추고 있는지가 관건이다. 프롤로테라피 후에도 관절 질환은 노화나 무리한 운동 등에 의해 얼마든지 재발할 수 있으니 규칙적인 운동으로 관절의 힘을 키우고 관절 건강에 도움이 되는 음식을 섭취하여 꾸준하게 관리하는 것이 중요하다.

무릎을 오래 구부리고 있으면 아프고 무기력한 느낌이 들어 병원을 찾았다는 37살 안영희 씨는 최근 살이 많이 쪄서 다이어트 삼아 무리한 등산을 감행했다가 무릎에 탈이 났다. 슬개골연골연화증으로 진단받은 영희 씨는 무릎을 구부린 상태로 장시간 있으면 통증이 너무 심했다고 한다. 그녀는 초기 통증을 방치했다가 급기야 계단도 겨우 오르내릴 정도가 되었다. 영희 씨는 수술이라도 해야 할까 봐 진료실에서 내내 전전긍긍했다. 다행히 수술할 정도의 상태는 아니었기 때문에 2주 간격으로 총 4회의 프롤로테라피를 시행했다. 그 후 경과가 좋아서 통증이 사라지고 무릎의 무기력감도 완전히 사라졌다. 영희

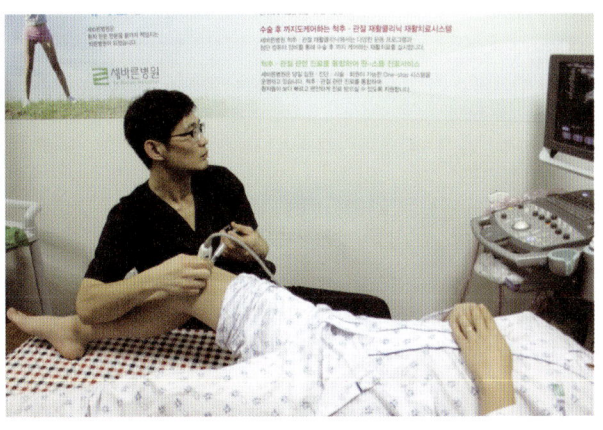

프롤로테라피로 치료하는 모습

씨는 "5분 정도 걸리는 시술인 데다가 당일 귀가할 수 있어서 참 편리하다"며 두고두고 감사 인사를 전하기도 했다.

① 프롤로테라피 특징

1. 조직의 회복을 도와 근본적인 치료가 가능하다.

2. 초음파 유도 하에 정확하게 손상 부위를 치료할 수 있다.

3. 시술의 부작용, 합병증, 후유증의 우려가 적다.

4. 고령자, 임산부, 당뇨 및 고혈압 등 만성질환자에게도 적합하다.

5. 입원할 필요 없이 외래 치료가 가능하다.

6. 보통 10~15회 시술을 받으며 반복 시술해도 무리가 없다.

7. 시술 시간은 10~15분 정도이며 시술 후 바로 일상생활이 가능하다.

② 치료 대상

1. 수술이 꼭 필요하지만 컨디션이 되지 않는 환자

2. 수술이 필요하지 않지만 통증이 지속되는 환자

3. 수술 전후로 치료 효과를 높이려는 환자

● 체외충격파

프롤로테라피와 함께 대표적인 비수술 관절 치료법으로 인기를 끌고 있는 체외충격파는 몸에 주삿바늘 하나 찌르지 않고 효과적으로 관절을 치료할 수 있어서 환자들이 좋아하는 치료법이다. 체외충격파는 몸 밖에서 질환이 있는 부위에 1,000~1,500회의 충격파를 쏘아 혈류량을 증가시키고 혈관의 재형성을 촉진한다. 또한 건과 주위 조직, 그리고 골절의 치유 과정을 자극하여 재활성화하게 만든다. 이때 사용하는 충격파는 높은 에너지를 보유한 음향 충격파로 병이 난 조직의 주변부와 뼈를 활성화시켜서 통증을 낮추고 운동 기능을 개선하는 효과까지 기대할 수 있다.

체외충격파로 치료하면 별도의 약물을 사용하지 않고도 관절 질환을 치료할 수 있으므로 부작용이나 합병증에 대한 위험이 아주 낮은 점이 가장 큰 장점이다. 안전성에 관련해서는 임상실험에서도 입증되었다. 시술 시간도 10~20분 정도로 아주 짧고 따로 입원할 필요가 없는 점도 장점이다. 현재 유럽과 미국 등 많은 나라에서 만성 근골격계 질환에 자주 사용되고 있으며 약물을 사용하지 않고도 치료 효과가 탁월하여 올림픽 기간에 운동선수들을 치료하는 공식적인 치료법으로 인정받고 있다.

무릎 주위 인대염이나 무릎관절염, 족저근막염, 아킬레스인대염, 발목인대 손상 등 무릎과 발목 관절 치료에도 체외충격파를 많이 쓰지만 가장 드라마틱한 치료 효과를 보이는 부위는 어깨다. 석회화건염의 돌(석회)을 깨트리는 치료에 탁월한 효과가 있으며 이 외에도 회전근개파열, 어깨충돌증후군, 어깨인대염 등에도 체외충격파를 적극적으로 활용하고 있다.

54세 주부 김미례 씨는 어깨가 아파서 옷을 입을 때마다 통증에 시달렸다. 팔을 들어 올리거나 움직일 때마다 겪는 극심한 통증을 참다 못해 병원을 찾았다. 미례 씨의 병명은 '유착성관절낭염'으로 흔히 오십견이라고 부르는 질병이었다. 처음에는 단순히 어깨 주변이 뻐근하고 아픈 정도였지만 증상이 금방 악화되었고 어깨가 쑤시면서 저리는 통증이 지속적으로 나타난다며 고통을 호소했다. 더구나 밤만 되면 통증이 한층 심해져서 잠을 충분히 잘 수 없는 점도 고역이라고 했다.

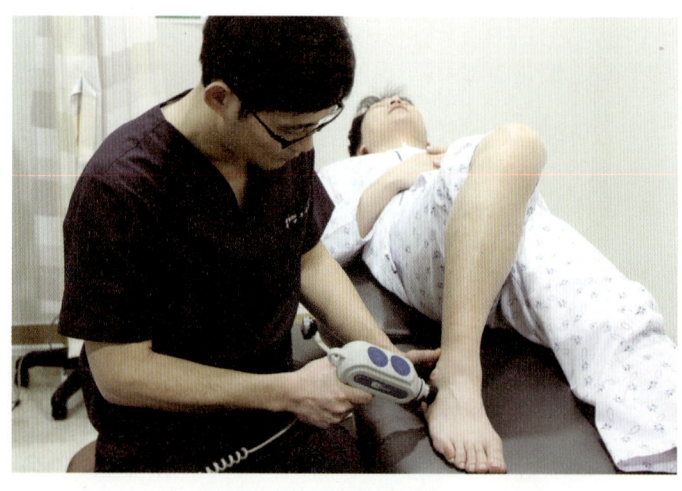

체외충격파로 치료하는 모습

조금만 더 일찍 병원을 찾았더라면 약물치료와 물리치료로도 치료할 수 있었겠지만 다소 병이 진행된 후였기 때문에 조직의 재생을 유도하는 체외충격파로 치료를 했다. 1주일 간격으로 2~3회 정도 진행했으며 치료 후 4주 정도는 어깨의 무리한 사용을 자제하는 것은 물론, 과한 운동이나 사우나 등의 활동도 주의를 기울이도록 했다. 치료 후 미례 씨는 어깨 통증이 완전히 사라져서 즐겁게 일상생활로 복귀할 수 있었다.

① 체외충격파 특징

1. 비수술 치료의 대표적인 치료법으로 신체의 모든 관절에 적용이 가능하다.

2. 비절개 시술 방법으로 흉터가 남지 않으며 입원할 필요가 없다.

3. 3~4회 시술로 치료가 가능하며 부작용이 없고 시술 시 통증이 적다.

4. 1회 치료 시 시술 시간은 10분 정도로 짧으며 치료 후 바로 일상생활을 할 수 있다.

② 치료 대상

1. 석회화건염, 오십견, 회전근개파열 등 어깨 관절 환자

2. 수술에 대한 두려움이 큰 환자

3. 물리치료나 약물치료를 3개월 정도 시행했음에도 통증이 호전되지 않는 만성 통증 환자

02

· · ·

질환을 근본적으로 해결하는
수술 치료

● 다양한 종류의 수술 치료

관절은 자기 관절을 가능한 한 오래 보존해서 사용하는 것이 가장 바람
직하다. 수술을 하게 되면 마취나 후유증, 재활치료의 부담이 크다. 또한 비수
술 치료법의 발달로 무턱대고 수술을 미루는 것이 아닌, 적절한 치료를 받으
면서도 자기 관절의 수명을 연장하는 방법이 다양해진 탓에 관절 질환 치료의
최종 단계로 수술을 떠올리는 사람들이 많다. 하지만 통증의 근본적인 해결
방법 중 하나인 수술 역시 중요한 치료법이다. 특히 관절이 다 닳아서 제대로
팔다리를 움직일 수 없는 경우에는 전신 마취 후 더 이상은 사용할 수 없는 인

체 관절을 떼어내고 그 자리에 인공관절을 집어넣는 수술이 꼭 필요하다. 뼈의 방향이 틀어져서 관절의 한 축만 많이 닳은 경우라도 뼈를 잘라서 벌려주거나 오므려서 하중의 축을 옮겨주는 고난이도 수술이 반드시 필요하다.

다행인 것은 수술이라고 해서 무조건 전신 마취를 해야 하는 힘든 수술만 있는 것은 아니라는 점이다. 관절내시경의 경우만 해도 부분 마취, 최소 부위 절개 등으로 이전보다 수술이 간단해졌으며 자가줄기세포이식술처럼 수술로 분류는 되지만 마취할 필요 없이 주사로 자신의 줄기세포를 주입하는 방식의 치료법도 있다. 기존의 인공관절은 수명이 10~15년 정도여서 수술 시기를 최대한 늦추는 사례가 많았지만 최근에는 20~30년 정도 사용이 가능한 세라믹형 인공관절이 등장하는 등 의료 기술의 발달로 인해 관절 수술을 조금 더 부담 없이 시행할 수 있다. 따라서 관절 수술이라고는 해도 이전처럼 두려움을 가지고 피하기만 할 것이 아니라 적절하게 실행하여 보다 건강하고 행복한 삶을 사는 쪽이 여러모로 현명하다.

다만 비수술 치료와 마찬가지로 숙달된 의사가 시행하는 수술인지 꼼꼼하게 살펴볼 필요가 있다. 수술은 그 자체만으로도 몸에 상당한 부담과 스트레스를 준다. 의사도 사람이기 때문에 똑같은 수술이라고 해도 의사에 따라 수술 시간부터 차이가 날 수밖에 없다. 임상 경험이 풍부한 병원을 찾아야 보다 정확한 진단은 물론, 자신의 관절 상황에 꼭 맞는 수술 치료법을 찾을 수 있다는 사실도 명심해야 한다. 이제는 환자 스스로 자신의 병을 치료하기 위해 노력해야 한다. 수술이 불가피한 상황이라면 보다 정확한 수술을 위해서 좋은 병원을 찾을 수 있도록 적극적으로 정보를 얻자. 행복한 100세 시대를 맞이하려면 무엇보다도 관절의 건강이 뒷받침되어야 하고 이를 위해서는 적절한 관리와 치료가 꼭 필요하다.

● 관절내시경술

내시경(endoscope)은 우리 몸 내부에 초소형 카메라를 삽입하여 손상 부위를 눈으로 직접 확인할 수 있도록 고안한 의료 장비다. 병의 원인이나 치료 범위를 정확하게 확인하고 난 후 바로 그 자리에 간단한 수술 기구를 집어넣어 이물질이나 손상 부위를 즉시 제거할 수 있는 장점이 있다. 특히 관절내시경의 경우에는 평소 관찰하기 힘든 관절 속을 확대해서 검사할 수 있어서 CT나 MRI로도 잡아내지 못했던 병의 원인까지 짚어내는 경우도 있다.

우리나라에서는 1980년대 말에 도입되어 대학병원과 몇몇 전문병원에서 시술되다가 1990년대 중반부터 대중화되어 다양한 관절 질환의 치료에 활용되기 시작했다. 현재는 전 세계에서 매년 100만 건 이상의 관절내시경술이 시행될 정도로 보편적인 치료법으로 자리를 잡았다. 도입 초기에는 무릎 관절의 치료에만 적용되었지만 이제는 어깨 관절, 팔꿈치 관절, 손목 관절, 엉덩이 관절, 발목 관절, 발가락 관절 등에도 적용이 가능해졌다.

관절내시경의 최대 장점은 절개 부위가 1cm 미만으로 작기 때문에 출혈이 적고, 국소 마취가 가능하므로 다른 수술처럼 큰 부담이 없다는 것이다. 수술 시간도 20여 분 정도로 짧은 데다가 흉터가 크게 남지 않으며 합병증의 위험도 적다.

현재 관절 질환 치료 중에 관절내시경이 가장 많이 사용되는 질환은 퇴행성관절염이다. 퇴행성관절염은 관절을 보호하는 연골의 노화나 무리한 사용 등의 이유로 마모되어 뼈와 인대에 손상이 일어나고 염증 및 통증을 유발하는 질환으로 특히 체중을 지탱하고 보행을 책임져야 하는 무릎에서 흔히 발병한다.

이와 같은 퇴행성관절염의 치료에 관절내시경을 적용하면 관절 운동을 방해하고 통증을 유발하는 연골 조각을 관절내시경으로 확인해서 깨끗하게 제거하고 연골에 일어난 보푸라기를 정리하는 등의 치료를 하여 통증을 확연하게 줄일 수 있고 또 재발의 위험도 낮출 수 있다. 어깨 관절이나 발목 관절의

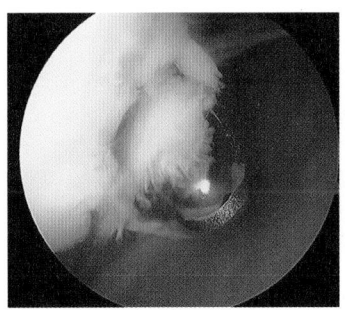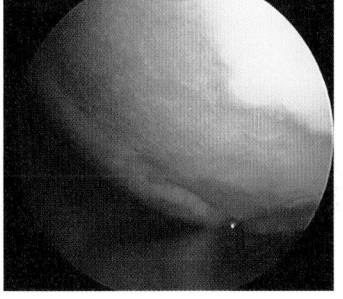

관절내시경으로 수술하는 모습

퇴행성 질환도 보다 쉽고 간편하게 치료할 수 있다.

몇 년 전부터 지속적인 어깨 통증을 앓던 59세 김진환 씨는 나이가 들면 당연히 아픈 것으로 오판하여 질병을 키운 환자였다. 그는 통증이 점점 심해지고 어깨 관절 부위에 열이 나는 증상이 시작되자 덜컥 겁이 나서 병원을 찾았다고 했다. 자세히 보니 어깨 관절 부위가 상당히 부어 있고 통증도 꽤 심한 편이었다. 단순히 오십견 정도로 생각했다던 진환 씨의 병명은 퇴행성어깨관절염이었다. 어깨 관절을 보호하는 연골이 심하게 닳고 손상을 입어 운동 범위가 축소되고 통증도 심했다. 상태가 꽤 심각한 수준이라 관절내시경으로 손상 부위의 일부를 제거하는 수술을 시행하고 짧은 기간 입원하여 일상생활로 복귀했다. 평소 직장생활 때문에 입원을 꺼리던 그는 짧은 입원 기간, 그리고 간단한 수술 과정에 만족했고 통증도 거의 사라졌다며 기뻐했다.

① 관절내시경술 특징

1. 절개 부위를 최소화해서 조직의 손상이 적다.

2. 초소형 카메라가 관절을 샅샅이 살피므로 정확한 진단이 가능하다.

3. 수술 후 상처가 거의 없고 빨리 아문다.

4. 입원 기간은 1~2일 정도이고 수술 후 재활 및 회복 기간이 짧다.

5. 국소 마취가 가능하므로 고령이거나 만성질환을 앓는 환자도 안심하고 수술을 받을 수 있다.

6. 합병증이 거의 없다.

② 치료 대상

1. X-ray 사진이나 정밀 검사에서 별다른 문제는 없지만 관절 통증이 지속되는 환자

2. 어깨 질환(오십견, 회전근개파열 등), 무릎 질환(퇴행성관절염, 반월상연골판파열, 후방십자인대파열 등)의 다양한 관절 질환 환자

3. 물리치료와 약물치료로는 회복이 어려울 정도로 연골 손상 및 힘줄 손상 정도가 심한 환자

4. 인공관절이나 절개술까지는 필요하지 않은 정도의 환자

5. 그대로 두면 큰 질환으로 커질 가능성이 높은 관절 손상의 환자

● 인공관절치환술

몸 안의 낡은 관절 구조물을 떼어내고 그 자리에 인공관절을 대신 넣는 수술을 인공관절치환술이라고 한다. 무릎 관절의 연골이 다 닳았을 때나 어깨의 회전근개파열을 방치한 지 오래되어 더 이상 봉합할 수 없을 때, 극심한 통증 때문에 일상생활에 지장이 있을 때에는 적절하게 통증을 다스리고 운동 범위를 최대한 유지하기 위해 인공관절치환술을 시행해야만 한다. 인공관절치환술은 큰 수술이기는 하지만 삶의 질적 향상이라는 관점에서 볼 때는 심장이식수술에 버금갈 정도로 효과가 좋고 고통 또한 극적으로 감소한다.

수술은 전신 마취를 한 다음 피부를 10cm 정도 절개해서 닳은 관절을 제거하고 인공관절을 삽입하는 방식으로 진행된다. 헌 것을 치우고 새 것을 끼워넣는 간단한 수술일 것 같지만 수술 중 환자의 굳은 관절을 정상 운동 범위로 펴주는 작업을 지속해야 하므로 의사 입장에서는 상당히 고된 수술이기도 하다. 인공관절치환술을 시행해야 하는 환자라면 이미 관절이 상당히 굳어 있기 때문에 굳은 관절을 사람의 손으로 일일이 풀어주는 과정이 꼭 필요하다. 또한 닳은 관절 연골을 1mm 두께로 꺾어가면서 관절의 운동 범위를 하나하나 확인해 정확한 인공관절 삽입 위치를 찾아야 성공적으로 수술을 마무리할 수 있다. 따라서 의사의 숙련도가 수술의 성패를 좌우한다고 해도 과언이 아닐 정도로 고난이도 수술이다.

인공관절 역시 사용량이 많으면 인체의 관절처럼 닳기 시작하는데 수술 시 잘못된 위치에 삽입한다면 본인의 관절이 닳아서 사용이 불가해진 것과 똑같은 수순으로 인공관절도 사용할 수 없게 된다. 인공관절은 원래 기대 수명이 10~15년 정도로 짧은 편인데 수술마저 잘못되면 더 빨리 교체를 해야 하기에 환자의 부담은 더욱 커질 수밖에 없다. 안타까운 것은 인공관절을 다시 삽입하는 재치환술의 경우에는 그 효과가 첫 번째 수술보다 상당히 떨어지는 데다가 운동 범위도 현저하게 축소된다는 점이다. 인공관절재치환술 시에는 첫 번째 수술보다 훨씬 더 많은 양의 관절 구조물을 떼어낼 수밖에 없는데 이 과정에서 운동 범위가 축소되고 삶의 질도 기대 이하로 떨어진다. 따라서 되도록 인공관절치환술은 늦게 시도하는 것이 좋고 가능하다면 숙련된 의사를 찾아서 재수술만큼은 피할 수 있도록 노력해야 한다.

다행인 것은 인공관절 수명의 한계를 극복하고자 다양한 기술의 개발이 빠르게 이루어지고 있다는 점이다. 일례로 최근 각광받고 있는 세라믹형 인공관절은 기대수명이 20~30년으로 기존 인공관절보다 2배 더 길어졌다. 이 외에도 인공관절을 삽입하되 가능한 한 오래 쓸 수 있게 돕는 여러 시도도 눈에 띄는데 좌식형 생활에 맞춰 135도 이상 구부러지는 고굴곡 인공관절, 여성의 작은 관절 크기에 맞춘 여성형 인공관절, 환자의 관절 구조물에 맞춘 환자 맞춤형 인공관절 등이 그것이다. 개개인의 생활방식이나 관절 모양을 고려한 인공관절을 삽입하면 보다 오랫동안 인공관절을 사용할 수 있다.

인공관절치환술 또한 아주 발전했다. 이전에는 관절 전체를 교체하는 전(全)치환술만 시행했지만 요즘에는 손상된 부분만 선택적으로 교체하는 부분치환술도 가능해졌다. 휜 다리가 고민인 퇴행성관절염 환자라면 허벅지와 정강이뼈 관절만 인공관절로 교체한다거나 연골연화증으로 인한 퇴행성관절염이라면 무릎뼈와 허벅지뼈를 잇는 관절만 인공관절로 바꾸는 식이다. 이렇게 하면 절개 부위가 줄어들고 수술 후 회복 속도가 빠르며 관절 구조물의 손상이 적다는 장점이 있다. 만약 전치환술을 받은 환자가 6개월의 회복 기간이 필요하다면 부분치환술을 받은 환자는 1개월 이내에 회복이 가능할 정도다. 하지만 부분치환술로 치료가 가능한 단계의 환자는 병원을 잘 찾지 않는다. 인공관절치환술을 결심할 정도로 관절의 손상 정도가 심각하여 통증을 느끼게 되면 병원을 찾기 때문에 관절 전체를 교체해야 하는 환자가 대부분이다.

인공관절치환술은 수술만큼이나 수술 후 재활치료가 중요하다. 재활치료는 인공관절의 수명을 늘려주고, 통증을 줄여주며, 관절의 기능을 빠른 시간 안에 회복할 수 있도록 돕는다. 재활치료는 물리치료사와 함께 진행하는 경우가 대부분이며 환자의 적극적인 태도가 꼭 필요하다. 인공관절치환술을 시행한 후 지팡이를 짚고 걷게 되는 데까지 보통 6주 정도의 시간이 필요한데, 이때 하는 재활치료가 이 기간을 줄여준다. 수술 뒤에는 가능한 한 체중을 줄이고 수영, 수중체조, 맨손체조, 고정식 자전거 타기 등의 운동을 하나씩 추가하는 것이 좋다.

양쪽 무릎 모두 지독한 퇴행성관절염에 시달리던 68세 방주영 씨는 약 10년간 무릎 통증 때문에 바깥 활동도 제대로 할 수 없어 우울증까지 생겼다. 특히 왼쪽 무릎은 워낙 통증이 심해서 혼자 힘으로는 걸을 수도 없을 정도였는데, 인공관절치환술을 받으면 무릎을 많이 굽히지 못하는 소위 '벋정다리'가

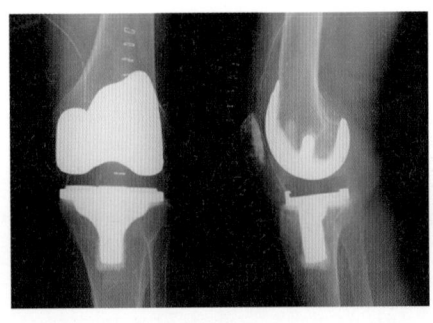

인공관절치환술 후 X-ray

된다고 알고 있어서 치료는 엄두조차 내지 못했다고 한다. 지인이 인공관절치환술을 받고 한결 좋아진 모습을 보고서야 치료를 결심했다는 주영 씨는 수술 후 재활치료도 적극적으로 받았다. 그 결과 하루가 다르게 회복했으며 다리 모양의 변형도 없고, 자유로운 보행이 가능할 정도가 되었다. 주영 씨는 치료가 끝날 때까지 내내 "진작 수술했으면 꽃놀이도 다니고 여행도 다닐 수 있었을 것"이라며 아쉬움을 토로하곤 했다.

① 인공관절치환술 특징

1. 수술 절개 부위를 최소화하는 최소절개술은 치료 후 빠르게 회복할 수 있다.

2. 손상된 부분만을 인공관절로 갈아 끼우는 부분인공관절치환술을 시행하면 자기 관절을 최대한 보존할 수 있다.

3. 마모가 거의 없는 세라믹형 인공관절의 등장으로 수술 후 인공관절의 수명을 20~30년까지 기대할 수 있게 되었다.

4. 환자의 나이, 관절염의 상태, 관절의 변형 정도, 개인적인 요구사항 등을 적절하게 수용해서 적합한 인공관절치환술을 시행할 수 있다.

5. 수술 후 관절의 유연성 및 운동성이 증가해서 비교적 자유롭게 무릎을 구부릴 수 있다.

② 치료 대상

1. 일상생활(걷기, 무릎 구부리기, 계단 오르내리기 등)을 할 수 없을 정도로 통증이 심한 환자

2. 무릎 통증이 종일 지속되는 환자

3. 무릎이 안쪽이나 바깥쪽으로 구부러진 환자

4. 물리치료나 약물치료 등은 더 이상 효과가 없는 환자

5. 다리가 휘는 등 다리 모양에 변형이 발생한 환자

6. 나이가 젊더라도 류마티스관절염 등 면역 체계 이상으로 인한 관절염을 앓고 있는 환자

7. 교통사고나 낙상사고 등으로 관절의 변형이 발생해서 움직임에 제한이 생긴 환자

8. 진통제를 먹으면 다른 불편함이나 합병증으로 힘든 환자

③ 인공관절치환술 적용 범위

무릎 관절, 고관절, 퇴행성관절염, 류마티스관절염, 대퇴골두무혈성괴사, 선천적인 기형으로 인한 퇴행성관절염, 사고 또는 낙상으로 인한 대퇴골경부골절 또는 외상성관절염

● 절골술

절골술은 종아리뼈 2개와 허벅지뼈 1개가 이루는 다리의 각도를 교정해서 관절이 덜 닳도록 유도하는 수술법이다. 똑바로 선 자세에서 다리를 따라 일직선을 내리긋는다고 생각했을 때 해당 무게를 받아내야 하는 무릎 부위가 옆으로 비껴나가 있으면 이를 찾아내서 바로잡는 방식으로 수술이 진행된다. 관절이 제자리를 찾게 되면 이미 닳아서 아픈 관절 대신 남아 있는 건강한 관절 부위에 체중이 실리도록 교정이 되므로 한결 편하게 걸을 수 있다. 대개 다리가 O자형으로 많이 휘어서 허벅지뼈와 종아리뼈 관절에 퇴행성관절염이 생겼을 때, 연골판 손상으로 퇴행성관절염이 왔을 때, 무릎에 있는 3개의 관절 중 1개만 손상이 있을 때 많이 하는 수술이다.

O자형 다리는 선천적인 경우도 있지만 퇴행성관절염이 진행되는 과정에서 무릎 안쪽에 하중이 많이 실리다가 급기야 관절 자체가 닳고 파괴되어 사용할 수 없게 되면서 후천적으로 다리 변형이 생기는 경우도 많다. 이렇게 되면 무릎 안쪽에는 점점 더 부담이 갈 수밖에 없고 O자 변형도 시간이 갈수록 심각해지며 결국에는 걷기마저 힘들어진다. O자형 다리는 뼈를 잘라내는 교정수술만으로도 통증이 줄고 관절 기능을 회복할 수 있다. 연골판 손상 부위에 무게가 실리지 않도록 다리의 각도만 틀어주어도 퇴행성관절염의 악화 속도를 늦출 수 있기 때문이다. 이 과정에서 절골술 혹은 인공관절부분치환술을 해결책으로 선택할 수 있는데 아무래도 65세 이하의 비교적 젊은 나이라면 절골술

을 추천하는 경우가 많다. 절골술은 자신의 관절을 그대로 사용하되 대신 뼈를 잘라내서 관절의 무게를 적절하게 이동시키는 수술법으로 인공관절부분치환술처럼 인체 관절을 잘라내지 않는다. 따라서 자기 관절의 보존이 가능하고 수술의 후유증도 인공관절치환술보다 한결 가볍다.

하지만 모든 경우에 절골술이 가능한 것은 아니다. 절골술은 무릎 안쪽에만 연골 파괴가 진행된 환자에게 적합하며, 절골한 다음에 뼈가 단단하게 붙을 수 있는 뼈가 튼튼한 환자에게만 시행할 수 있다. 또 절골술을 시행한 환자는 대개 10년 정도 지나면 인공관절치환술이 필요한 사례가 많다. 따라서 60세 이상의 환자라면 아예 인공관절치환술을 받는 쪽이 더 나은 경우도 있다.

절골술을 받고나면 4~6주 정도의 고정 기간이 필요하고 이어서 적절한 재

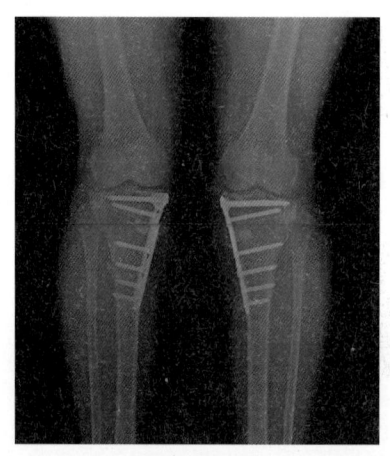

절골술 후 X-ray

활치료도 받아야 하므로 보통 2~3개월 정도의 여유 시간이 필요하다. 하지만 이는 인공관절치환술과 비교하면 훨씬 짧은 치료 기간으로 고정 기간이 끝나기만 해도 무릎을 정상에 가깝게 구부릴 수 있고 운동도 할 수 있다. 아무래도 자기 관절을 교정만 해서 다시 쓰는 방식이기 때문에 회복 속도가 빠르고 수술의 성공률도 높아지는 것이다.

55세 주부 양유리 씨는 수개월 전부터 점점 심해지는 오른쪽 엄지발가락 통증 때문에 내원을 한 환자였다. 발가락이 아파서 걷는 것조차 힘들어하던 그녀는 특히 볼이 좁은 신발을 신으면 통증이 너무 심해서 서 있는 것도 힘들다며 고통을 호소했다. 발의 X-ray 촬영을 해보니 무지외반증이 심각한 편이었다. 엄지발가락 안쪽은 굳은살이 두껍게 끼어 있었으며 발가락이 부어 있고 열감까지 느끼고 있는 상태였다. 다른 보존적 치료법으로는 차도가 나타나지 않아서 절골술 및 내고정술을 시행하기로 결정했다. 수술을 시행한 후 눈으로도 무지외반증이 한결 교정되었음을 알 수 있을 정도였으며 수술 후 2일 만에 부종은 전부 사라졌다. 이후 퇴원하여 통원 치료를 하면서 통증이 완전히 사라졌다고 한다.

① 절골술 특징

1. 자기 관절을 보존하는 수술법으로 수술 뒤에도 정상 관절과 같이 무릎을 구부릴 수 있고 등산 등의 운동을 즐길 수 있다.
2. 최소 절개술이 가능해서 회복 속도가 빠르다.

3. 정확한 교정이 가능하다.

4. 수술 뒤 통증이 적고 흉터도 최소화할 수 있으며 인공관절치환술보다 입원 기간도 짧다.

5. 이후 인공관절치환술로의 전환이 쉽다.

② 치료 대상

1. 65세 이하의 퇴행성관절염 환자

2. 무릎 안쪽에만 연골 파괴가 진행된 환자

3. 무릎을 똑바로 폈을 때 더 펴지지 않는 각도가 20도 이하인 환자

4. 무릎 관절 3개 중 1개만 손상이 있는 환자

● 인대재건술

무릎 관절 내부에 있는 4개의 인대 중 무릎이 앞뒤로 흔들리는 것을 잡아주는 전방 십자인대나 전방 십자인대 뒤에 있으면서 무릎이 뒤로 밀리는 것을 방지해주고 회전의 축을 이루는 후방 십자인대의 손상이 심할 경우, 인대를 봉합하거나 재건하는 수술이 불가피하다. 이때 파열된 인대가 비교적 양호한 경우에는 꿰매주는 것(봉합)만으로도 치료가 가능하지만, 단순히 꿰매는 것만으로는 치료가 불가능할 때는 재건술을 시행해야 한다. 인대재건술이란 정

상 인대 부착 부위에 새로운 인대로 연결시켜주는 수술로, 본인의 인대나 타인의 인대 조직을 이용해서 치료한다.

전방 십자인대파열은 대부분 운동 중 외상에 의해 발생한다. 외부로부터의 충격으로 무릎 관절이 뒤틀리며 안쪽, 바깥쪽, 앞쪽으로 심하게 꺾이는 경우 십자인대가 파열된다. 축구나 스키 등의 운동 중 빠른 속도로 갑자기 멈추거나 방향을 바꿀 때, 상대방과 충돌하거나 점프 후 착지할 때, 교통사고를 당했을 때 특히 손상을 많이 입는다. 하지만 젊은 사람들은 통증이 있어도 방치하는 경우가 많아 그 결과 연골까지 파열되거나 연골이 비정상적으로 마모되어 퇴행성관절염으로 병을 키우는 사례도 많다. 그러므로 부상을 입었다면 병원부터 찾도록 하자.

후방 십자인대는 무릎을 꿇은 채로 넘어지거나 차가 급정거하는 바람에 무

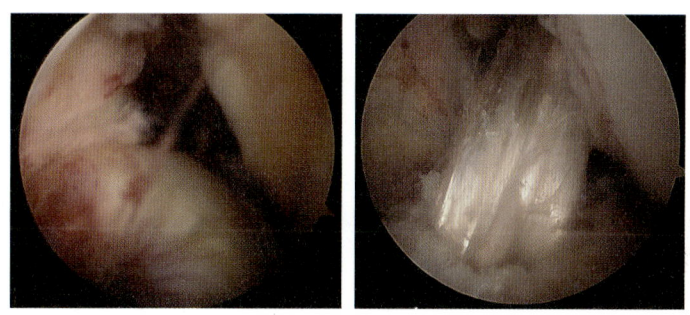

인대재건술 전 내시경(왼쪽)
인대재건술 후 내시경(오른쪽)

름 양쪽을 차에 부딪쳤을 때, 뒤로 꺾이거나 무릎에 회전력을 받아 손상을 입었을 때 파열이 일어난다. 처음에는 무릎에 통증이 있고 무릎이 많이 부어오르지만 이후 통증도 감소하고 붓기도 가라앉으므로 그냥 다리가 좀 불안정한 느낌만 남아서 예사로 넘기는 경우가 많으므로 주의해서 관찰해야 한다. 후방 십자인대가 파열되면 90도로 다리를 구부리고 정강이뼈를 밀면 뒤로 밀리는 증상이 나타나며 의자에 앉아 무릎에 힘을 줄 경우 뒤로 빠졌던 무릎이 앞으로 튀어나오는 것을 스스로 확인할 수 있다.

인대재건술의 경우 환자 본인의 슬개건, 동종반건양건(인대와 비슷한 역할을 하는 힘줄), 박건, 장경대, 동종이식건 등 다양한 부위의 힘줄을 이용하여 재건하는데, 후방 십자인대파열 시에는 80% 이상 다른 인대 손상이 동반되기 때문에 인대재건술과 동시에 후외측 회전불안정성에 대한 재건술을 함께 실시해야 예후가 훨씬 좋다.

겨울철 스키를 타다가 잘못 착지하는 바람에 무릎이 바깥쪽으로 꺾이는 사고를 당했다는 31세 염근형 씨는 사고 당시 무릎에서 '뻑' 하는 소리가 크게 났고 이후 무릎에 통증이 시작되어 꽤나 고생을 했다고 한다. 무릎이 수시로 심하게 부어오르고 아픈 것은 물론, 움직일 때마다 무릎이 헐겁다는 느낌이 들 정도로 불안정한 기분이 들어서 더 이상은 견디지 못하고 병원을 찾았던 것이다. 진단 결과 전방 십자인대가 완전히 파열되었음을 발견했고 본인의 인대를 이용하여 십자인대를 재건하는 수술을 받았다. 이후 보조기를 착용하고 6개월가량 재활치료를 받으며 운동 기능을 완전히 회복했다. 격렬한 운동은 하지 못하고 있지만 일상생활은 문제없이 할 수 있어서 크게 만족했다.

① 인대재건술 특징

1. 최소 절개를 통한 관절경적 재건술을 시행하기 때문에 회복이 빠르고 흉터가 적다.

2. 초기에 적절하게 수술하면 경과도 좋고 퇴행성관절염으로의 진행도 막을 수 있다.

3. 수술 시간이 30분 내외로 짧아 환자의 부담이 적다.

② 치료 대상

1. 부상 등으로 인해 무릎에 무엇인가 찢어지는 듯한 느낌이 드는 환자

2. 자리에 주저앉을 정도로 무릎이 아픈 환자

3. 무릎이 점차 심하게 붓고 걷는 게 불안정한 환자

4. 무릎이 아파서 쪼그려 앉기가 어려운 환자

5. 무릎 주변 피부를 세게 눌렀을 때 통증이 심한 환자

6. 무릎 부상 후 시간이 지날수록 무릎이 멋대로 앞뒤로 흔들리며 심한 통증이 있어 걷기도 어려운 환자

● 자가줄기세포이식술

자신의 골수나 지방조직에서 채취한 성체줄기세포를 이용해서 손상된 관절과 연골을 재생시키는 치료법인 자가줄기세포이식술은 프롤로테라피보다 한걸음 더 나아간 최첨단 재생의학 치료법이다. 인체 조직의 손상 부위에 줄기세포를 주입하면 줄기세포가 스스로 해당 부위에 가서 필요한 세포로 전이되고 분화되어 병을 치료한다. 따라서 관절 구조물에 줄기세포를 삽입하면 즉시 연골, 힘줄 등 관절 구조물의 상처가 회복되고 통증도 사라진다.

자가줄기세포이식술을 시행하려면 우선 본인의 줄기세포를 뽑아낸 뒤 농축해서 다시 몸속에 주입하는 과정을 거쳐야 한다. 이때 엉덩이뼈에서 골수 60ml를 추출하여 원심분리기와 전용 키트를 이용하여 줄기세포를 농축한다. 손상된 관절 부위에 농축된 본인의 줄기세포를 주사하면 줄기세포는 주변 조직과 유사하게 분화되어 성장인자와 함께 손상된 조직을 빠르게 재생한다. 이때 줄기세포의 양이 부족하면 복부지방에서 줄기세포를 추가로 추출하여 같이 넣어줄 수도 있다. 자가줄기세포이식술은 줄기세포를 별도로 외부에서 배양하거나 조작하지 않으므로 감염이나 유전자 변이의 위험이 없다. 근본적인 치료법임에도 수술 방식이 아니므로 안전하고 효율적인 치료법으로 각광을 받고 있다.

다만 최첨단 치료법인 만큼 자가줄기세포이식술을 받으려면 병원 선택이 무엇보다 중요한데, 세바른병원처럼 하버드대학교의 기술로 개발한 특수 장비와 시스템을 이용해서 정확한 치료가 가능한 병원을 찾아야 한다. 세바른병원의 줄기세포 배양 장비 및 시스템은 미국 하버드의과대학 면역질환연구소에서 개발되어 미국, 독일, 영국, 이탈리아, 캐나다 등 세계 32개국의 유명 대학병원 및 우수 의료진들이 사용하고 있는 장비로, 세계특허는 물론 미국식품의약청(FDA), 영국표준협회(BSI), 식품의약품안전처(KFDA) 인증을 모두 획득했다. 이처럼 장비와 시스템을 강조하는 이유는 자가줄기세포이식술이 2011년에야 보건복지부 신의료 기술로 인정받아 시술이 가능해진 신진 치료법인 만큼 정확한 치료법을 실시할 수 있는 병원이 많지 않고 그만큼 안전성을 보장받기도 힘들어서이다. 줄기세포 치료는 아직까지 익숙한 치료법이 아니고 치료 과정도 간단하지 않으므로 가능한 한 최첨단 장비와 숙련된 의사를 두루 갖춘 병원을 선택해서 치료를 받아야 한다.

전문적인 병원의 선택을 강조하는 또 다른 이유는 줄기세포를 관절에 넣는 시술 중 관절 연골에 보풀이 일어나 있으면 이를 깨끗하게 다듬어주는 시술이 함께 필요한 경우가 많기 때문이다. 따라서 능숙한 관절내시경술까지 가능한 병원을 찾아야 한다. 자가줄기세포이식술 과정에서 관절내시경술까지 함께 받는다면 1~2일 정도의 입원이 필요할 수도 있다. 수술 후에는 수술 부위에 2주간 차가운 찜질을 해주어야 하고 음주, 사우나, 과격한 운동은 삼가야 하지만 그 외에는 바로 정상적인 일상생활이 가능하다.

45세 방희준 씨는 손가락 마디가 불편하고 통증이 생겨서 부랴부랴 병원을 찾았다. 손바닥을 누르면 아프고 부어 있으며 안에 무언가가 들어 있는 것 같다는 그는 집안에 류마티스관절염 환자가 많다며 크게 걱정했다. 하지만 한쪽 손가락만 유독 아프고 또 아픈 손가락이 구부러지지 않는 등 움직임에 크게 제약을 받는 것으로 보아 방아쇠손가락증이었다. 방아쇠손가락증은 손가락 근육을 감싸고 있는 도르래막(손가락 수축 근육으로 손가락이 손바닥에서 나오는 지점에서 터널처럼 생긴 막)에 퇴행성 변화가 생겨 손가락이 방아쇠를 당기는 듯한 모양으로 구부러지는 현상이다. 손가락 관절의 치료는 까다로워서 자가줄기세포이식술을 권했더니 흔쾌히 받아들였다. 자가줄기세포이식술 후 경과가 상당히 좋았다. "수술이라 해도 간단한 편이고 통증도 빨리 회복되어서 살 것 같다"던 희준 씨는 최첨단 치료법으로 통증에서 해방되었다며 의료 기술의 발달에 새삼 감탄했다.

1 자가줄기세포이식술 특징

1. 본인의 골수나 혈액 및 지방을 주입하므로 거부 반응이 없고 안전하다.

2. 절개나 마취 등 수술 없이도 근본적인 조직 재생을 유도할 수 있다.

3. 통증 완화 및 재생 속도가 빠르고 효과가 탁월하다.

4. 줄기세포를 별도로 외부에서 배양하거나 조작하지 않으므로 감염이나 유전자 변이의 위험이 없다.

5. 무릎 외에도 발목과 손목의 연골 손상에도 적용될 수 있다.

6. 시술 시간이 30분~1시간 정도로 짧고 간단하여 장기 입원이나 재활치료 없이 시술 당일부터 일상생활이 가능하다.

② 치료 대상

1. 15세 이상 50세 이하의 환자

2. 외상, 관절염 등으로 인한 연골 손상이 심한 환자

3. 재활이나 후유증 등이 부담되어서 수술 외에 다른 방법을 찾는 환자

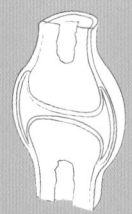

최첨단 수술 치료를 받았다 해도 환자 스스로 건강하고 바른 생활 습관을 지켜내지 못하면 좋은 결과를 기대하기 어렵다. 통증이 나았다고 해서 아무런 교정 없이 평소의 나쁜 생활 습관으로 돌아간다면 통증은 반드시 재발한다. 관절 건강은 생활 속 바른 습관에서 시작된다는 사실을 명심하자.

Part 4

관절 건강을
지키는
관리 노하우

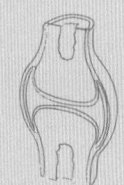

· · · ·

01

관절을 건강하게 하는 생활 습관

● 관절 건강은 생활 습관에서 시작된다

관절 건강은 생활 습관과 연관이 깊다. 부상으로 인한 관절 질환의 경우를 제외하고는 관절 통증이 시작되면 우선 생활 습관 중에서 관절에 나쁜 영향을 준 것은 없는지부터 꼼꼼히 체크해야 한다. 자주 사용하는 책상과 의자의 높이가 자신의 키와 맞지 않는다거나 걸음걸이나 서 있는 자세가 한쪽으로 지나치게 비뚤어져 있는 것, 너무 오래도록 한 가지 자세를 유지한 채 일하는 것 등은 모두 관절 건강을 위협하는 나쁜 생활 습관들이다.

아무리 좋은 비수술 치료법이 등장한다 해도 평소 생활 습관이 나쁘면 관절 건강은 수시로 위협을 받을 수밖에 없다. 또 최첨단 수술 치료를 받았다 해도 환자 스스로 건강하고 바른 생활 습관을 지켜내지 못하면 좋은 결과를 기대하기 어렵다. 통증이 나았다고 해서 아무런 교정 없이 평소의 나쁜 생활 습관으로 돌아간다면 통증은 반드시 재발한다. 관절 건강은 생활 속 바른 습관에서 시작된다는 사실을 명심하자.

● 관절이 좋아하는 자세, Yes or No

자세가 바르면 혈액순환이 원활해지면서 관절 건강에도 좋은 영향을 끼치게 된다. 반대로 자세가 나쁘면 관절 수명이 단축될 수 있다. 의자에 앉을 때 한쪽 다리를 구부리고 앉는 사람은 무릎 관절염이 생기기 쉽고 어깨를 움츠리고 다니는 사람은 어깨 관절 질환에 취약하게 마련이다. 또 아무리 바르고 꼿꼿한 자세라고 해도 한 가지 자세로 30분 이상 유지하는 것은 관절 건강에 좋지 않다. 평소 일을 할 때는 관절, 근육, 힘줄, 인대에 무리가 가지 않는 자세를 취할 수 있도록 신경을 써야 하며 30분마다 가벼운 스트레칭을 하는 것이 좋다. 또 지나치게 한쪽 관절만 사용하지 않도록 가능한 한 좌우 관절을 번갈아 활용할 수 있도록 신경을 써야 한다.

서 있을 때

서 있을 때는 한쪽 다리에만 체중을 싣는 소위 '짝다리' 자세를 취하지 않는지 항상 의식할 필요가 있다. 등을 구부정하게 하거나 턱이나 배를 지나치게 내미는 것 역시 좋지 않으므로 유의해야 한다. 바르게 서 있는 자세는 옆에서 보았을 때 귀, 어깨 중앙, 무릎, 발목이 일직선이 된 상태로 몸의 뼈, 근육, 힘줄, 인대 등의 조직에 무리가 가지 않아야 한다. 양쪽 다리 모두 골고루 몸무게를 나눈다고 생각하고 힘을 빼고 가볍게 서 있도록 노력하자.

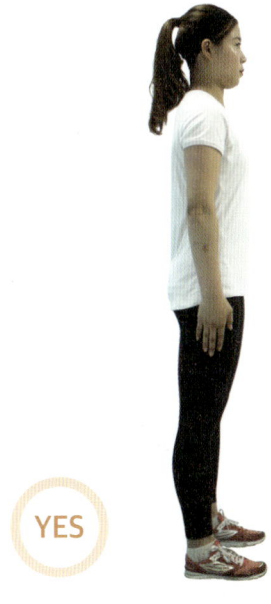

YES

귀와 어깨 중앙, 무릎, 발목이 일직선상에 오며 허리를 세우고 턱을 약간 당겨 선 자세가 좋다.

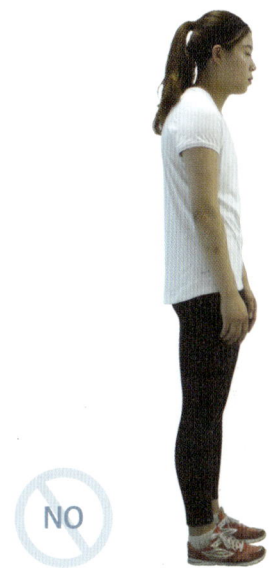

NO

등과 어깨가 굽은 자세는 관절에 무리를 준다.

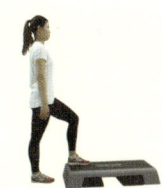

오래 서 있는 경우
오래 서 있어야 한다면 한쪽 발을 앞으로 내밀고 무릎을 살짝 구부리거나 낮은 받침대에 양쪽 발을 번갈아 얹어두면 좋다.

앉아 있을 때

쪼그려 앉기, 양반다리, 무릎 꿇기는 무릎 관절이 빨리 닳는 자세다. 바닥에 앉을 때는 다리를 쭉 펴고 앉는 자세가 무릎 관절에는 부담이 적다. 의자나 소파에 앉을 때는 허벅지 · 무릎 · 종아리를 이루는 각도가 90도가 되도록 신경을 쓰자. 또한 엉덩이를 깊숙이 들이밀고 허리를 곧게 펴서 앉아야 하며 허리와 목 뒤에 쿠션이나 수건 등을 대서 고개가 앞으로 숙여지지 않도록 해야 한다. 만약 컴퓨터를 장시간 이용하는 직업을 가진 사람이라면 허리를 꼿꼿하게 세운 상태로 고개를 앞으로 빼지 않도록 앉는 것이 중요하며 키보드 · 손목 · 팔꿈치가 일직선상에 놓일 수 있도록 하는 것이 좋다.

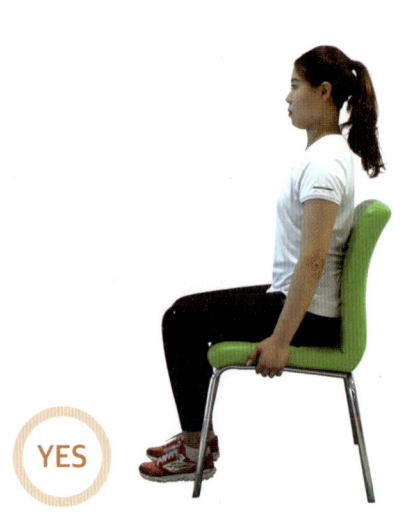
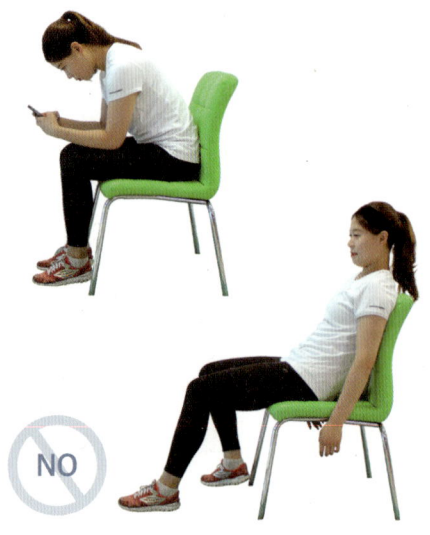

엉덩이를 깊숙이 들이밀고 어깨와 허리를 곧게 펴서 등받이에 기댄 자세가 좋다.

비스듬히 기대어 앉거나 고개를 앞으로 숙이는 자세는 목과 어깨 관절에 무리를 준다.

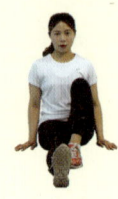

바닥에 앉을 때
바닥에 앉을 때는 한쪽 무릎을 세우거나 벽에 바싹 기대 앉아 허리에 실리는 몸무게의 부담을 줄여주는 자세가 좋다.

잠잘 때

똑바로 누워서 무릎을 약간 구부리거나 옆으로 누워 어깨와 엉덩이가 바닥과 수평이 되게 하고 무릎을 약간 구부리는 자세가 관절을 보호하기에 가장 좋은 수면 자세다. 이때 너무 부드러운 침대와 높은 베개를 사용하면 관절을 자극할 수 있으므로 주의해야 한다. 일어 날 때는 옆으로 몸을 돌린 상태에서 무릎을 가슴 쪽으로 당기면서 한 손으로 바닥을 짚고 윗몸을 밀어 일으켜 세우는 느낌으로 일어나야 가장 관절에 무리가 가지 않는다.

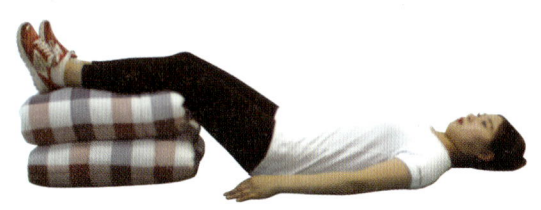

똑바로 누워서 허리가 불편하지 않도록 무릎 아래에 베개나 쿠션 등을 받친다.

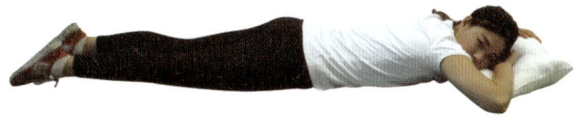

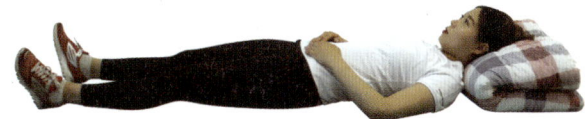

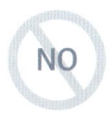

엎드려 자는 것, 높은 베개를 베는 것은 좋지 않다.

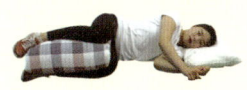

옆으로 누워 잘 때
옆으로 누워 잔다면 어깨와 엉덩이가 일직선에 오도록 눕고 무릎과 엉덩이를 약간씩 구부려 다리 사이에 낮은 베개나 쿠션을 끼운다.

그 외 생활할 때

높은 곳에서 물건을 꺼내거나 전구를 갈아 끼울 때처럼 팔을 머리 위로 과하게 들어 올리는 자세는 어깨 관절에 무리를 준다. 팔을 들어 올려 물건을 꺼내야 한다면 가능한 한 사다리 등의 도구를 이용해서 어깨 관절의 부담을 덜어주는 것이 좋다. 장시간 운전을 할 때에도 엉덩이를 운전석 깊숙이 밀어 넣고 허리를 쭉 펴서 등받이에 잘 밀착해 앉아야 하며 무릎의 각도가 너무 벌어지지 않도록 의자 위치를 조정해서 무릎 관절의 부담을 줄여주는 것도 좋다. 싱크대나 아일랜드 식탁은 사용자의 키를 충분히 고려해서 설치해야 한다. 뜨개질이나 바느질, 십자수 등의 취미 활동은 같은 자세로 지나치게 오랫동안 앉아 있는 경우가 많으므로 장시간 작업하지 않도록 신경 쓰고 틈틈이 스트레칭을 해야 관절의 손상을 예방할 수 있다.

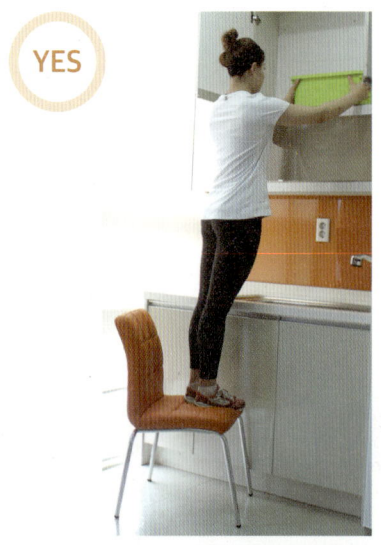

도구를 이용해 팔을 살짝만 들어 올리도록 하는 자세는 관절의 부담을 덜어준다.

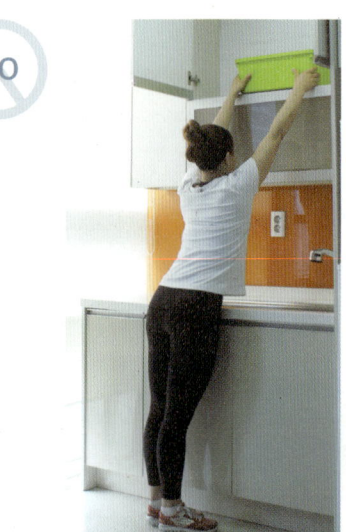

머리 위로 팔을 과하게 들어 올리는 자세는 좋지 않다.

● 관절 건강을 지켜주는 신발 선택하기

발 관련 질환은 대부분 잘못된 신발 선택이 원인인 경우가 많다. 쿠션이 좋지 않은 신발은 발바닥의 충격을 흡수하지 못해 족저근막염의 원인이 되고 발볼이 좁고 굽이 높은 하이힐의 경우에는 무지외반증의 원인이 된다. 신발을 잘못 선택하면 발 관절에 무리가 오고 이는 무릎 관절 및 고관절에까지 악영향을 끼칠 수 있다.

발 건강을 위한 신발의 가장 중요한 조건은 '자신의 발 모양과 잘 맞는 것'이다. 발볼보다 좁은 신발에 억지로 발을 밀어 넣어서는 발이 건강할 수 없다. 특히 여성들은 발 모양을 고려하지 않은 예쁜 신발에 집착하는 경우가 있는데 발 건강을 위해서는 과감하게 포기할 줄도 알아야 한다.

---

tip

· · ·

발 질환을 예방하는 신발 습관

1. 본인 발볼과 길이에 잘 맞는 신발을 선택한다.
2. 신발을 고를 때는 약간 여유 있는 것이 좋고, 가급적 저녁에 신발을 사는 쪽이 좋다.
3. 뒷굽이 5cm 이하인 미들 펌프스를 선택한다.
4. 하이힐을 꼭 신어야 한다면 발이 편한 신발을 미리 준비해서 필요할 때 짧은 시간 동안만 하이힐을 신는다.
5. 조깅이나 마라톤을 한다면 신발의 깔창과 소재에 특별히 신경 써서 신발을 고른다.

모양뿐 아니라 굽도 중요한 요소이다. 편한 신발의 대명사로 불리는 플랫슈즈도 사실은 발 건강에 좋은 신발이 아니다. 플랫슈즈를 신으면 발이 편하다고 느끼는 것은 굽이 낮아서인데 발 관절 건강을 지키려면 신발의 굽이 3~4cm 정도는 되어야 한다. 일반적인 플랫슈즈의 굽 높이는 1~2cm인데 굽이 낮은 신발은 발이 바닥의 충격을 고스란히 흡수해야 하므로 발은 물론 발목까지 무리가 간다. 가장 좋은 신발 굽의 높이는 3~4cm 정도이고 가능하면 굽은 5cm를 넘지 않는 것이 관절 건강에 좋다.

발 건강에 좋은 신발은 통풍도 잘 되어야 한다. 인조가죽 소재의 신발들은 대부분 통풍이 좋지 않아 조금만 걸어도 발에 땀이 차는 경우가 많은데 신발 속이 눅눅한 것 역시 발의 건강에는 좋지 않으며 조금만 걸어도 발을 지치게 한다.

신발 바닥의 굴곡도 신발 선택 시에 중요하다. 신발 바닥이 지나치게 딱딱하면 뒤꿈치를 들 때 발바닥이 전부 뜨고 발끝만 지면에 닿아 걷는 동작에 무리가 간다. 반대로 너무 부드러운 바닥도 걸을 때 발에 지나치게 힘이 들어가게 하고 걸음걸이를 불안정하게 하므로 신발을 선택할 때 바닥의 앞쪽은 신축성이 있지만 신발의 뒷굽 부분은 다소 딱딱한 것을 골라야 발에 무리가 가지 않는다.

● 관절 통증 달래주는 생활 관리법

　　관절 질환은 통증부터 시작된다고 해도 과언이 아니다. 통증이 생기면 생활의 질이 급격하게 떨어진다. 치료 중에 생기는 통증은 치료 의지를 떨어뜨릴 수 있으므로 효율적으로 통증을 관리하는 자기만의 노하우가 필요하다. 근본적으로 관절 질환을 치료할 수는 없지만 생활 습관으로 통증을 다스릴 수 있다. 초기 관절 질환의 통증을 달래주고 관절 치료 중 통증을 잡아주는 효과 좋은 생활 속 관절 통증 관리법을 소개한다.

① 찜질하라

관절은 따뜻한 것을 좋아한다. 따뜻한 햇살 아래 있으면 몸이 노곤해지듯이 관절 역시 따뜻하게 해줄수록 부드럽게 이완되면서 혈액순환도 원활해진다. 관절 구조물 주위의 혈액순환이 좋아지면 자연스럽게 관절 치유 물질의 분비도 원활해지고 작은 상처 정도는 빠르게 회복될 수 있다. 그래서 옛날부터 관절이 아프면 민간요법으로 온찜질을 이용해서 치료하기도 했다. 하지만 찜질의 원리를 모르고 무턱대고 실시하면 오히려 역효과를 볼 수도 있으므로 상황에 맞는 찜질법을 잘 알고 있어야 한다.

　　우선 관절이 붓고 열이 날 때는 냉찜질을 하는 쪽이 낫다. 발목을 삐거나 부상으로 인한 관절 손상이 발생한 경우에는 얼음을 이용한 냉찜질이 부기도 가라앉히고 통증을 잡는 데도 도움이 된다. 이때 피부 손상이나 2차 감염 등의 문제가 생길 수 있으므로 얼음이 환부에 직접적으로 닿는 것은 피하는 것이 좋다. 타월 등으로 얼음을 감싸고 15~20분 동안 냉찜질을 실시한다. 환부에 20분 이상 얼음을 갖다 대는 것도 좋지 않으므로 시간을 잘 지켜야 하며 이후 피부 상태가 괜찮은 것을 확인하고 다시 15~20분 정도 냉찜질을 반복하도록 한다. 다친 시점부터 48~72시간까지는 냉찜질을 하고 이후에는 온찜질을 하는 것이 가장 좋다.

경미한 통증이라도 지속적인 관절 통증이 있다면 온찜질을 해야 한다. 온찜질은 앞서 말한 것처럼 혈액순환을 촉진하고 딱딱하게 굳어진 관절 구조물을 부드럽게 이완하는 효과가 탁월하다. 이 과정에서 통증이 가라앉기도 하고 가벼운 상처는 치료가 되기도 한다. 수건을 40도 가량의 따뜻한 물에 적셔서 비닐로 잘 싼 다음 관절 부위에 밀착시키면 된다. 하루 20분 이상 시행하는 것은 좋지 않다. 너무 뜨거운 온도로 찜질을 하면 화상의 위험이 있을 수 있으므로 따끈한 정도로만 즐기는 쪽이 현명하다. 관절을 위한 재활운동을 실시할 때 가벼운 온찜질을 하고 본격적인 운동을 시작하면 관절에 무리 없이 재활운동을 할 수 있다.

② 목욕하라

만성적인 관절 통증이 있을 때는 일주일에 2~3회 정도 반신욕을 하는 것도 좋다. 하지만 물이 너무 뜨겁거나 목욕 시간이 지나치게 길어지면 관절 건강에도 악영향을 끼칠 뿐 아니라 탈진의 위험이 있으므로 각별한 주의가 필요하다. 38~40도 정도의 온도에서 20분 정도 반신욕을 즐기는 것이 가장 바람직하다. 이때 아픈 관절 주위를 부드럽게 주물러주는 것도 좋다.

상황이 여의치 않다면 족욕만 해도 통증이 완화되는 효과를 볼 수 있다. 족욕은 발의 피로를 해소하고 발 관절을 이완시키기 때문에 발 건강에 좋고, 몸 전체의 혈액순환을 돕기 때문에 다른 부위의 관절 건강을 개선하는 데도 효과가 있다. 족욕 역시 너무 뜨거운 물은 피하고 오랜 시간 하지 않도록 주의해야 한다.

③ 붙여라

약국에서 쉽게 구할 수 있는 파스나 패치도 잘 활용하면 관절 통증을 다스리는 일등공신이 될 수 있다. 이 둘의 정확한 차이와 용도를 알고 쓰기만 하면 가벼운 관절 통증을 달래는 데 이만한 물건이 없을 정도다. 우선 만성적인 관절 통증에는 핫 파스를 붙여야 효과를 볼 수 있다. 핫 파스는 온찜질의 원리처럼 통증 부위를 따뜻하게 해서 혈액순환을 돕고 근육의 긴장을 풀어주어 통증을 완화시키는 역할을 한다. 쿨 파스의 역할은 냉찜질과 같다. 넘어지거나 삐끗했을 때 혹은 가벼운 골절상을 입었을 때는 쿨 파스를 붙여서 부종을 완화시키고 통증을 빠르게 잡을 수 있다. 쿨 파스 속 멘톨 성분이 피부를 차갑게 해서 통증을 느끼지 못하도록 돕고 차가워진 피부에는 혈액이 덜 가므로 부종이 가라앉는다. 부상을 당한 뒤 첫 48~72시간 동안의 통증은 같은 원리로 쿨 파스로 잡아야 효과가 있다.

패치는 파스와 비슷하게 생겼지만 그 역할이 완전히 다르다. 흔히 둘을 혼동하여 마구잡이로 사용하는 경향이 있는데 이렇게 하면 통증을 잡을 수도 없고 병도 더욱 깊어질 수 있다. 패치는 '붙이는 소염진통제'이기 때문에 관절 치료의 역할이 파스보다 강하다. 패치에 붙은 피록시캄 등의 성분은 피부를 통해 몸 안에 흡수되어 혈관을 타고 온몸을 돌며 효과를 낸다. 일례로 무릎이 아픈 사람이라면 파스는 무릎에 붙여야 효과가 있지만 패치는 무릎이 아닌 허벅지 안쪽에 붙여야 효과를 볼 수 있다. 우리 몸은 피부가 두껍고 딱딱한 부위일수록 혈관의 분포가 적고 말랑말랑한 부위일수록 혈관의 분포가 많다. 패치는 피부를 통해 소염진통제 성분이 가능한 한 많이 흡수되어야 그 효과를 극대화시킬 수 있다. 따라서 피부가 얇고 혈관이 많은 곳을 찾아서 붙여야 약효가 더 잘 발휘될 수 있는 것이다. 하지만 일반적으로 패치도 파스처럼 아픈 부위에 무심코 붙이는 경우가 많은데 앞으로는 관절통 부위가 아니라 허벅지 안쪽이나 팔꿈치 안쪽처럼 약효가 더 잘 흡수될 만한 부위에 패치를 붙여서 보다 강력한 치료 효과를 누리자.

02

관절을 건강하게 하는 식습관

● 단백질, 칼슘, 비타민 D를 섭취하라

관절염을 예방하는 식이요법이 따로 있을까? 실제로 통풍을 완화시키는 퓨린이라는 요산화물 성분을 제외하고는 관절 질환과 식습관은 크게 연관성이 없는 것으로 알려져 있다. 관절염을 식이요법으로 극복했다고 주장하는 다양한 책들이 있지만 현재까지 과학적으로 증명된 관절염 치료 및 예방 식이요법이 따로 있는 것은 아니다. 하지만 관절염 치료에 도움이 되는 식습관은 있다. 흔히 말하는 '균형 잡힌 건강한 식사'가 관절 건강에도 도움을 준다. 3대 영양소인 단백질, 탄수화물, 지방을 섬유소, 비타민, 칼슘, 철분, 미네랄 등과 함께 골고루 섭취하면 몸의 면역 체계를 바로잡고 근육과 뼈를 튼튼하게 하는 데 도움이 될 뿐만 아니라 체중 감량에도 효과적이다. 체중 감량은 관절의 부담을 덜 수 있는 최상의 치료법 중 하나로 관절 건강을 회복하고자 하는 대부분의 사람들에게 꼭 필요한 필수 과정이다.

뼈와 근육이 건강하면 관절도 건강할 가능성이 높아진다. 근육은 관절의 부담을 덜어주는 역할을 하는데 근육이 튼튼하면 다양한 관절 질환을 미리 예방할 수 있다. 우선 근력 향상을 위해서는 하루 단백질 섭취량을 채우는 것이 중요한데 성인의 경우 체중 1kg당 1.0~1.5g의 단백질을 꾸준히 섭취해야 한다. 예를 들어 체중 50kg의 여성이라면 20~60g 정도의 단백질 섭취가 필요하다. 나이가 든 사람의 경우 1일 단백질 섭취량을 못 채우는 경우가 의외로 많다. 이는 나이가 들수록 단백질의 소화가 쉽지 않아 저절로 꺼리게 되거나 건강을 생각해 단백질 식품을 자제하기 때문이다. 콜레스테롤이나 중성지방 수치가 높은 사람은 육류 단백질 대신 콩이나 두부 등의 식물성 단백질과 연어, 고등어와 같은 생선으로 하루 단백질 권장량을 충분히 채울 수 있다.

칼슘 및 비타민 D의 섭취 역시 신경을 써야 하는 부분으로 이들 영양소는 뼈의 건강과 밀접한 관련이 있다. 뼈가 약하면 관절에 무게가 더 많이 실리고 관절이 더 빨리 닳을 수밖에 없다. 따라서 관절 건강을 생각한다면 매일 칼슘과 비타민 D가 부족하지 않도록 미리 잘 챙겨 먹고 골다공증을 예방해야 한다. 하루 칼슘 섭취 권장량은 700mg이다. 이는 우유 3잔에 들어 있는 칼슘의 양보다 많으므로 생각보다 섭취하기가 쉽지 않다. 우유 외에도 치즈, 요구

르트, 두유, 멸치, 마른 새우, 깻잎, 브로콜리, 시금치, 김, 미역, 다시마, 아몬드, 참깨 같은 식품에도 칼슘이 많이 들어 있으므로 이들을 골고루 챙겨 먹을 수 있도록 노력하면 보다 쉽게 하루 권장량을 채울 수 있다. 만약 음식만으로 칼슘을 챙겨 먹기가 버겁다면 칼슘보충제를 적극적으로 활용해서라도 섭취할 수 있도록 노력해야 한다. 비타민 D는 칼슘의 체내 흡수를 돕는 영양소로 햇볕만 충분히 쪼여도 생성된다. 하지만 관절이 아파서 실내 생활만 하는 사람이라면 따로 비타민 D를 보충해야 한다. 연어, 정어리, 고등어, 멸치, 뱅어포, 우유, 치즈, 달걀노른자, 표고버섯, 무말랭이 등의 음식을 부지런히 챙겨 먹는 것이 더욱 좋은 효과를 낼 수 있다. 비타민 D의 하루 필요량은 50세 이하는 200IU(International Unit(s), 비타민양 효과 측정용 국제단위), 50세 이상은 400IU로 나이가 들수록 필요량이 더 많아진다는 사실도 체크해야 한다.

● 비만, 관절 노화의 주범?

관절 전문 저널인 《Arthritis Care & Research(관절염의 치료와 연구)》지는 무릎 관절 질환과 체중 간의 상관관계를 밝히는 재미있는 논문을 소개해서 주목받은 바 있다. 미국 버지니아 커먼웰스대학 물리치료부문 다니엘리들 교수와 캐나다 맥매스터대학 폴 스트랫포드 교수가 밝힌 연구 결과에 따르면 체중이 5% 감소하면 관절 기능이 개선되고 10% 감소하면 무릎 통증이 호전된다고 한다. 비만이 관절 노화와 밀접한 연관이 있다는 것은 이미 잘 알려진 사실이며 비만 환자는 관절 수술조차 받기 힘들고 수술 후 예후도 날씬한 사람들에 비해 좋지 못한 것이 사실이다. 무릎뼈 위에 살이 많으면 무릎뼈를 드러내기 위해 더 많은 피부를 절개해야 한다. 이 과정에서 출혈도 심하고 수술 후

---

tip
• • •

적절한 체중 계산법

다음과 같이 체질량 지수를 계산할 수 있다. 체질량 지수는 18.5~22.9 사이를 유지하는 것이 좋다.

체질량 지수 = 몸무게(kg)÷(키(m)×키(m))

예) 키 170cm, 몸무게 80kg의 경우 체질량은 27.68이다.
80÷(1.7×1.7) = 27.68

체질량 지수 기준	
저체중	18.5 미만
정상체중	18.5~22.9
위험체중	23.0~24.9
비만 1단계	25.0~29.9
비만 2단계	30.0 이상

※ 체질량 23.0 이상은 과체중으로 분류된다.

회복도 더뎌질 수밖에 없다. 또 평소 무릎이 받는 무게도 보통 체격의 사람들보다 아주 많기 때문에 관절 노화 속도는 더욱 빨라진다.

관절 건강을 위해서는 적절한 체중을 유지하는 것이 중요하며 이를 위해서는 균형 잡힌 식습관을 유지하고 운동량을 늘리는 것이 최선이다. 소위 나잇살이라 불리는 체중 증가를 당연한 것으로 생각해 나이가 들수록 체중 관리에 관대한 사람들이 많은데, 이는 관절 악화의 주범이 될 수 있다. 체중이 1kg 증가하면 무릎 관절에는 3kg의 무게가 더 실린다는 사실을 기억하고 나이가 들수록 체중 변화에 더 민감하게 반응할 필요가 있다.

● 관절 건강을 해치는 대표 음식

우리가 흔히 건강과는 거리가 멀다고 생각하는 음식은 관절 건강에도 좋지 않다. 관절 건강을 지키기 위해서는 영양 균형에 맞춘 건강한 음식을 챙겨먹는 것이 좋겠지만 바쁜 생활로 식생활을 일일이 관리하기 힘들다면 최소한 건강에 나쁜 음식을 줄이거나 가급적 먹지 않는 방법도 효과가 있다.

관절 질환자는 관절이 붓고 염증이 자주 발생하는데 소금을 많이 섭취하면 부기를 더욱 가중시키고 염증을 자극할 뿐만 아니라 칼슘의 흡수마저 방해해서 관절 건강을 더욱 해치게 된다. 한국인이 좋아하는 국, 찌개, 조림, 김치 등은 소금이 지나치게 많이 들어 있고 라면, 과자, 인스턴트식품, 패스트푸드,

가공식품에도 몸에 좋지 않은 소금이 잔뜩 들어 있으므로 이들 음식을 가급적 적게 섭취하는 것이 좋다.

육류는 양질의 단백질을 공급하는 좋은 식재료일 수 있지만 지나치게 지방이 많이 들어 있는 점이 문제가 된다. 동물성 지방을 많이 섭취하면 비만이 되기 쉽고 혈액순환 장애를 일으키고 염증 세포를 활성화시켜 결과적으로 관절 건강에 좋지 않은 영향을 끼친다. 단백질 섭취량은 식물성 단백질이나 생선 등으로 대체하고 육류의 섭취를 제한하는 쪽이 관절 건강에는 이로운 식습관이다.

담배와 커피는 여러 질환의 공통 금기 식품으로 꼽힐 정도로 건강에는 좋지 않은데 그중에서도 뼈 건강에는 최악의 식품이라 할 수 있다. 담배는 칼슘이 뼈에 흡수되는 것을 방해해서 뼈 건강을 손상시키고, 커피는 뼛속의 칼슘을 소변으로 배출시켜 뼈를 약하게 만든다. 바로 끊는 것이 어렵다면 1주일에 몇 회 정도로 기준을 정해서 줄여나가다가 완전히 끊을 수 있도록 계획을 세워보는 것이 좋겠다.

• • • •

03

관절을 건강하게 하는 운동

● 관절에 좋은 운동은 따로 있다

관절 질환을 앓고 있는 사람에게 운동은 약일까 독일까? 관절 수술 직후나 급성 관절 질환만 아니라면 적당한 강도의 운동이 꼭 필요하다. 관절 질환을 앓는 사람들은 대부분 통증 때문에 운동을 꺼리는 경우가 많은데, 운동을 하지 않으면 관절의 기능이 점점 약화될 수 있으므로 힘이 들더라도 적당량의 운동을 해야 한다. 또 관절 질환을 앓고 있는 환자가 아니라 해도 관절은 나이를 먹음과 동시에 노화될 수밖에 없으므로 이를 지연하기 위해서라도 관절이 좋아하는 운동을 꾸준히 할 필요가 있다. 하지만 운동이라고 해서 다 같은 운동은 아니다. 관절 건강에 도움이 되는 운동과 방법은 따로 있다. 등산이나 축구, 야구, 테니스, 스쿼시, 클라이밍, 골프 등은 인기가 높지만 하나같이 관절 건강에는 치명적인 운동이다. 모두 관절을 무리하게 사용하는 운동인데다가 어느 한 부위의 관절만 지속적으로 사용해서 몸의 밸런스를 깨뜨리기 쉬운 종목들이기 때문이다.

관절에 무리가 가지 않으면서 관절 건강을 지켜주는 운동으로는 스트레칭, 걷기, 근력 강화 운동을 들 수 있다. 스트레칭은 관절을 움직일 수 있는 데까지 쭉 펴주는 운동으로 관절이 굳거나 오그라드는 것을 방지하는 효과가 있다. 운동의 시작과 끝을 스트레칭과 함께하면 관절 손상을 크게 걱정하지 않으면서 운동을 즐길 수 있으며 운동의 효과도 배가 된다. 다른 운동과의 병행 없이 스트레칭만 꾸준히 해도 혈액순환이 좋아지고 관절 구조물이 부드럽게 이완되어 관절 건강을 지킬 수 있다.

걷기 역시 관절 건강에 탁월한 효과를 자랑하는 유산소운동으로 관절은 물론, 심장과 폐까지 두루 강화시키는 효과가 있다. 스트레칭과 마찬가지로 혈액순환을 도와 몸 전체에 활력을 주고 면역기능의 향상, 체중 감량 등의 효과를 기대할 수도 있다. 걷기는 아무런 장비가 필요 없어 쉽게 접근할 수 있는 점이 장점이다. 관절 질환을 앓고 있다면 무리하게 걷는 것보다 조금씩 강도를 높인다는 생각으로 관절에 무리가 가지 않는 범위 내에서 걸어야 한다.

근력 강화 운동은 관절 주변의 근육을 강하게 만들어 관절을 보완해주는 운동이다. 통증이 느껴진다면 눕거나 편하게 앉은 상태에서 근육을 수축하거나 이완하는 가벼운 자극을 주는 것부터 서서히 강도를 올려나가면서 운동을 하는 것이 좋다. 조금 더 강도를 높이고 싶다면 탄력밴드나 짐볼 등의 기구를 이용하는 것도 방법이다. 탄력밴드나 짐볼을 이용하면 운동 강도는 높지만 부상의 위험은 낮아서 고령자나 운동 초보자들도 손쉽게 운동을 할 수 있는 장점이 있다.

운동 전후에 하면 좋은
기본 스트레칭

운동 전에 스트레칭을 하면 근육이 충분히 이완되고 심장이나 폐의 움직임도 서서히 활발해져서 부상의 위험이 줄어들고 운동 효과도 높아진다. 운동 후에 스트레칭을 하면 몸에 쌓인 피로 물질을 빨리 제거하고 운동 중 긴장된 근육을 서서히 풀어주어 운동의 부담을 덜어주는 장점이 있다. 관절 질환자라면 기본 스트레칭만 신경 써서 해도 근력 회복과 관절 건강이라는 두 가지 목표를 달성할 수 있으므로 꾸준히 실천해보자.

어깨 스트레칭

서거나 앉은 자세에서 한쪽 손목을 반대쪽 손으로 잡고 앞으로 잡아당기면서 서서히 수직으로 들어 올려 귀에 붙인다. 뻐근함이 느껴지면 올리는 것을 멈추고 그대로 30초간 유지한다. 반대쪽도 실시한다.

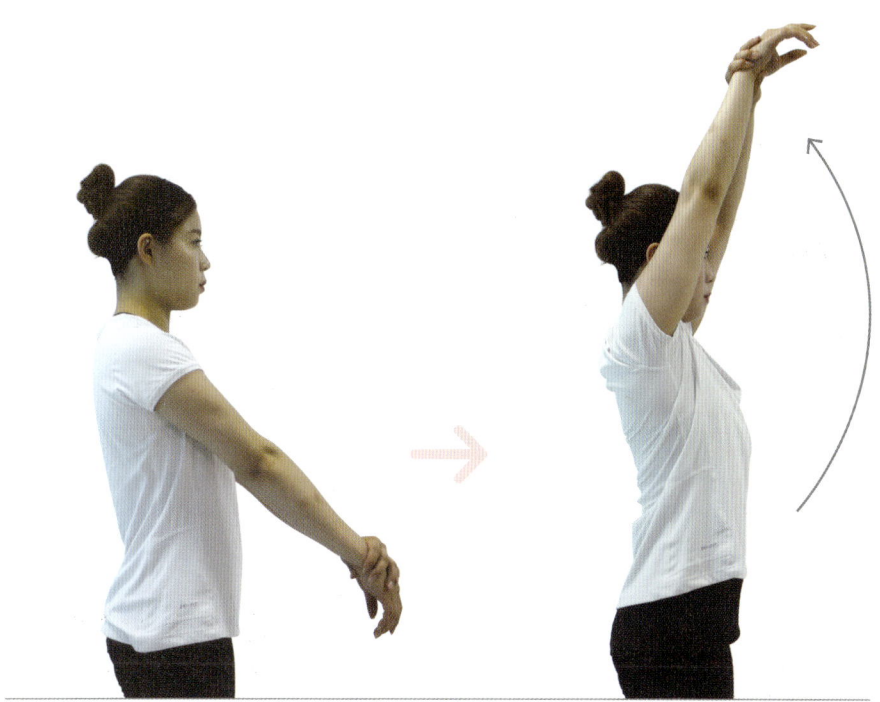

팔꿈치 스트레칭

손바닥이 위를 향한 상태에서 팔을 앞으로 쭉 편다. 손목을 아래로 굽힌다. 이때 반대쪽 손을 이용해서 손가락을 잡고 아래쪽 안쪽 방향으로 지긋이 꺾으면서 돌린다. 팔꿈치에서 뻐근함이 느껴지면 그대로 멈추고 30초간 유지한다. 반대쪽도 실시한다.

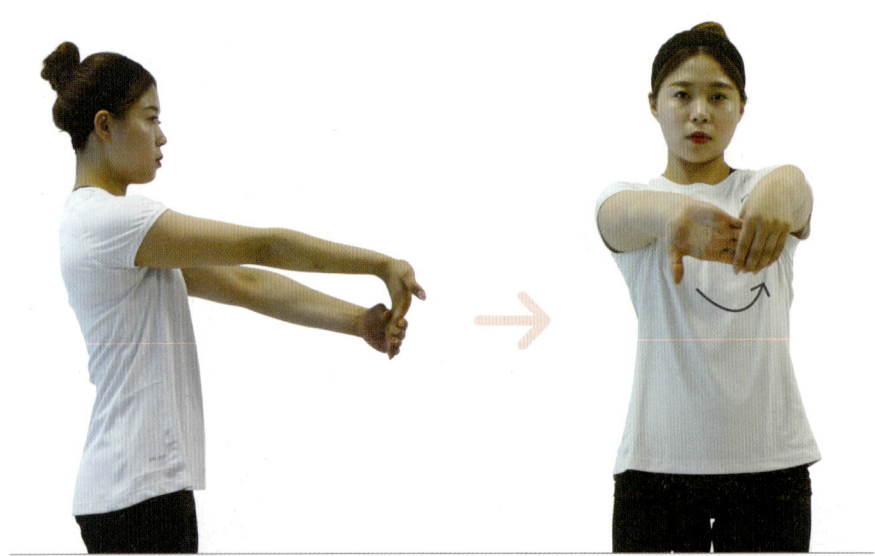

아킬레스건 및 종아리 스트레칭

벽을 보고 선 상태에서 한쪽 다리를 뒤로 뺀다. 손으로 벽을 잡고 앞쪽 무릎을 굽히면서 발뒤꿈치에 자극이 오도록 자세를 낮춘다. 발뒤꿈치에 뻐근함이 느껴지면 멈추고 그 자세를 30초간 유지한다. 반대쪽도 실시한다.

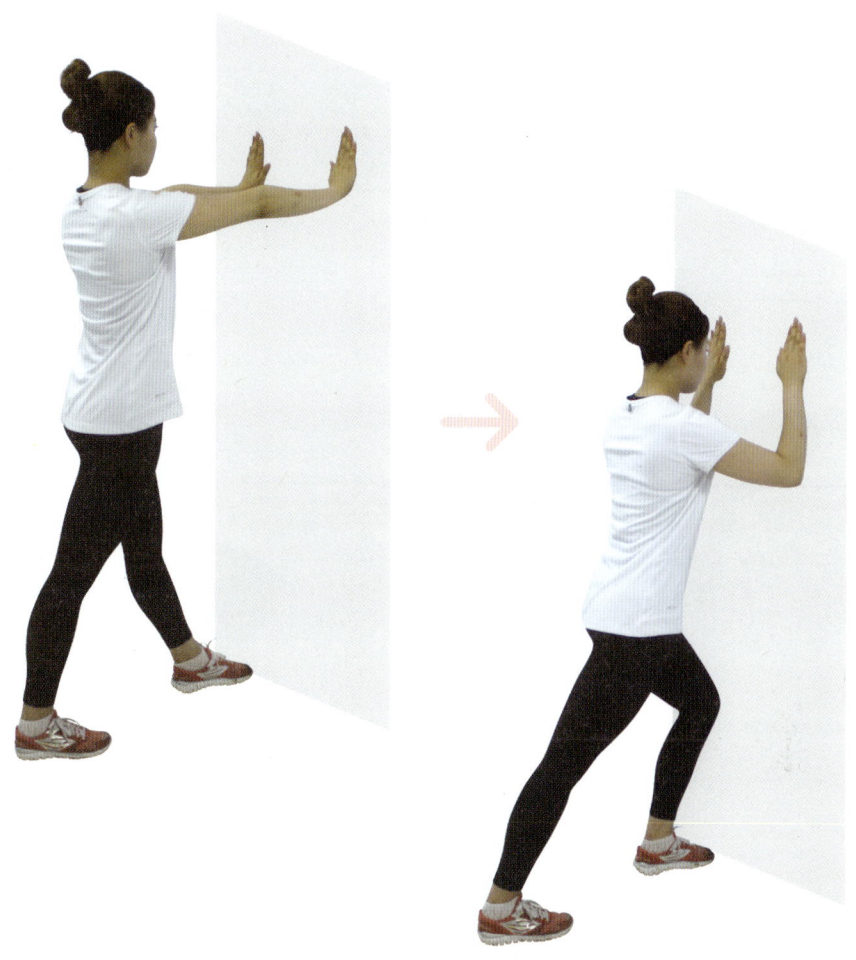

발뒤꿈치 스트레칭

의자에 앉은 상태에서 한쪽 발을 반대쪽 무릎 위에 올려놓는다. 발의 앞쪽을 잡고 위쪽으로 당긴다. 30초 동안 뒤꿈치 안쪽을 엄지손가락으로 골고루 문지르면서 근육을 풀어준다. 반대쪽도 실시한다.

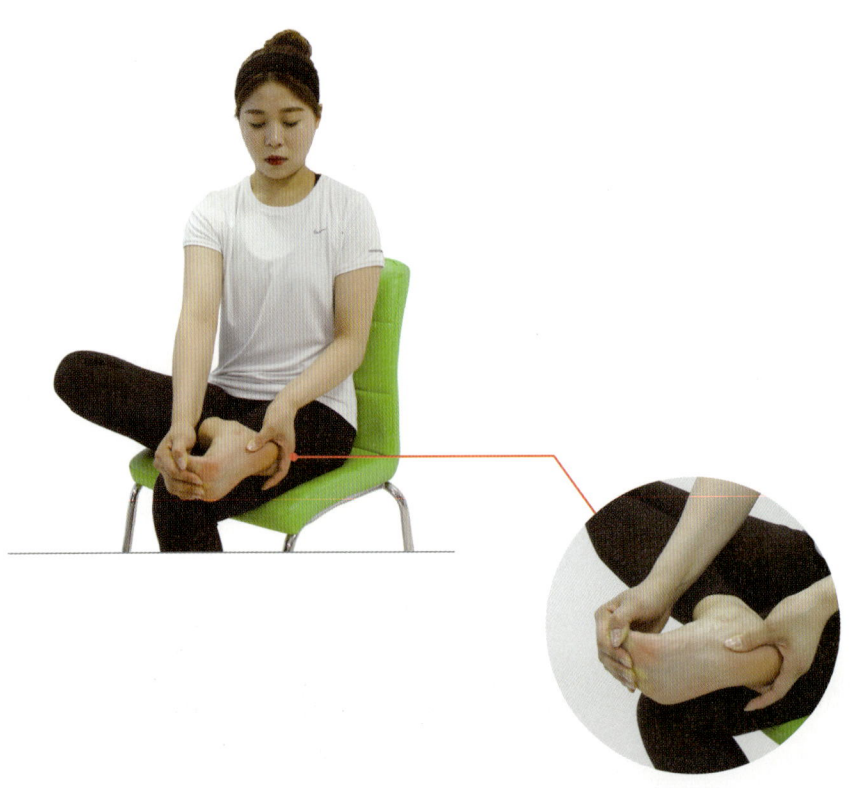

고관절 스트레칭

누운 상태에서 무릎을 굽힌다. 양손을 깍지 끼고 무릎을 반대편 가슴 쪽으로 지긋이
끌어당긴다. 엉덩이뼈의 뻐근함을 느끼면 동작을 가만히 멈추고 30초 동안 유지한다.
반대쪽도 실시한다.

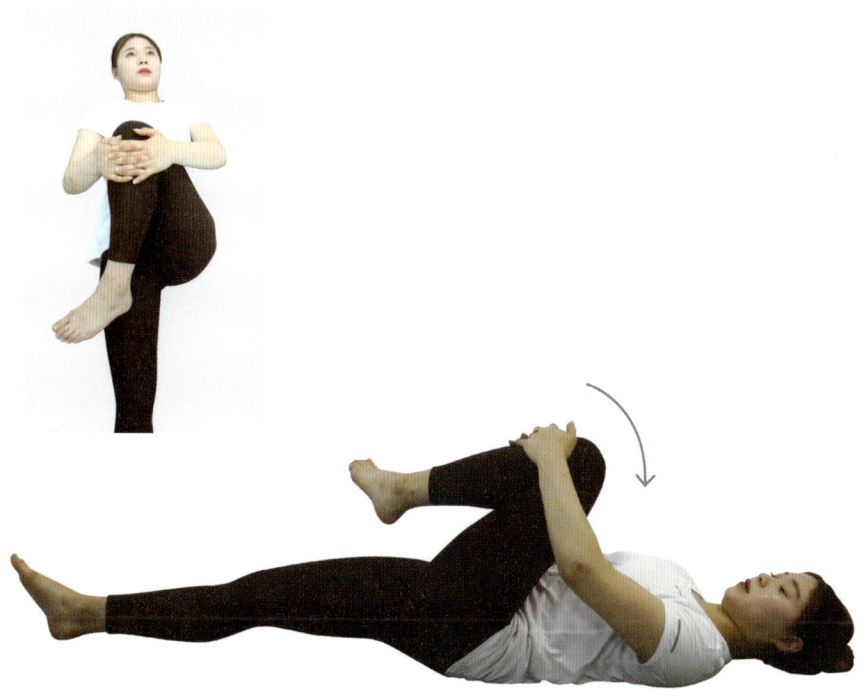

비수술 치료 후
좋은 운동

프롤로테라피나 체외충격파 후에 꾸준히 실천하면 통증을 확실하게 줄여주면서 관절 건강까지 빠르게 회복할 수 있도록 해주는 동작들을 소개한다. 운동 전에 충분한 스트레칭을 해주는 것이 좋으며 동작이 익숙해지면 탄력밴드나 짐볼 등의 기구를 활용해서 안전하게 강도를 높여 운동할 수도 있다. 처음에는 10회 정도로 가볍게 1세트만 하고 점점 횟수를 15회로 늘리고 3~5세트 정도 할 수 있도록 목표를 잡아보자.

무릎 비수술 치료 후 좋은 동작 1

의자 등받이를 잡고 선다. 아픈 다리를 뒤로 구부려 발목을 잡는다. 발뒤꿈치를 엉덩이에 붙이고 뒤로 잡아당겨 자세를 10초간 유지한다.

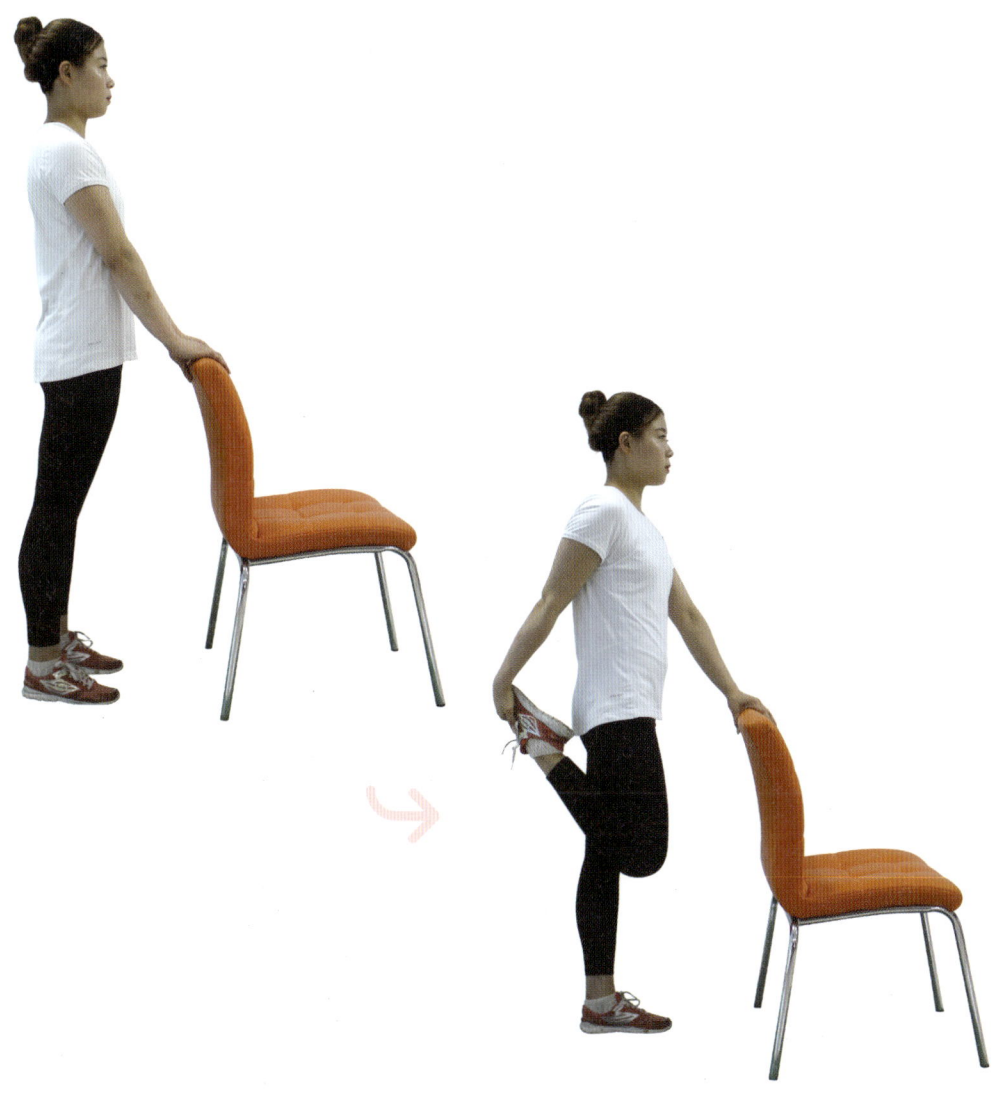

무릎 비수술 치료 후 좋은 동작 2

발을 어깨 넓이로 벌린 후 벽으로부터 약 30cm 정도 떨어진 곳에 두고 벽에 등과 엉덩이를 기댄다. 무릎을 45도 정도 굽힌다. 6초간 자세를 유지한 후 원래 자세로 돌아간다.

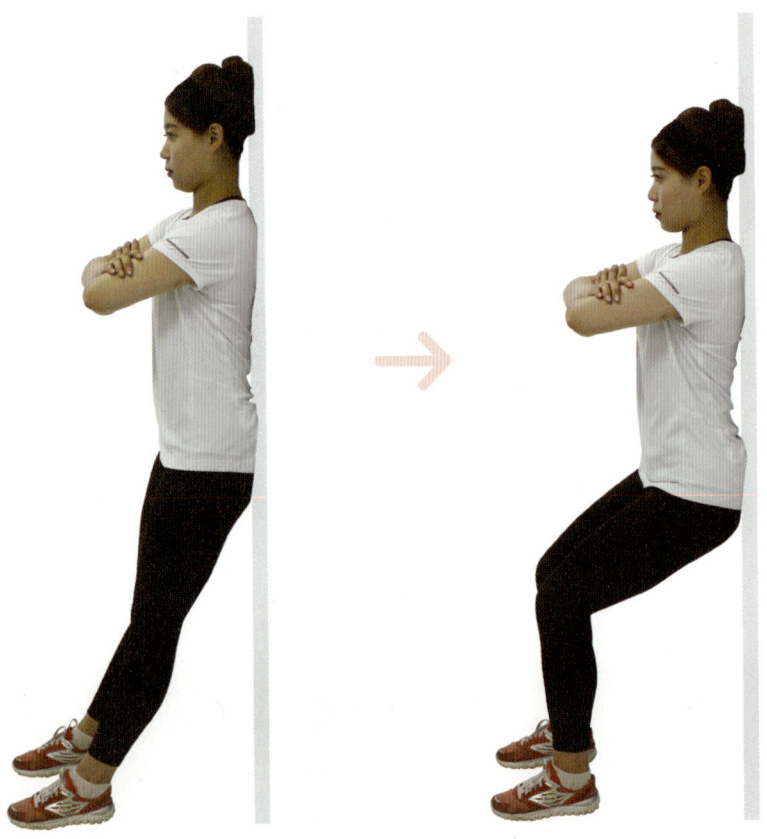

어깨 비수술 치료 후 좋은 동작 1

아픈 어깨 쪽의 손등을 허리에 고정시킨다. 반대쪽 손으로 팔꿈치를 잡고 고정시킨 손등이 움직이지 않는 범위 내에서 최대한 몸 쪽으로 잡아당겨 10초간 유지한다.

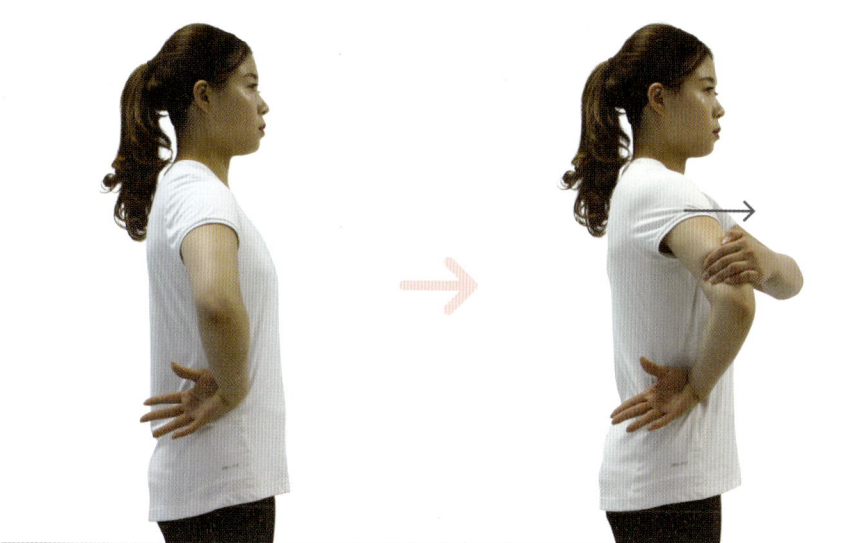

어깨 비수술 치료 후 좋은 동작 2

밴드를 팔꿈치 높이에 고정시키고 허리를 곧게 펴서 선다. 아픈 쪽 팔꿈치를 약 90도 구부리고 겨드랑이에 수건을 끼운다. 밴드를 잡고 몸 바깥쪽으로 당긴 후 천천히 원래 자세로 돌아간다.

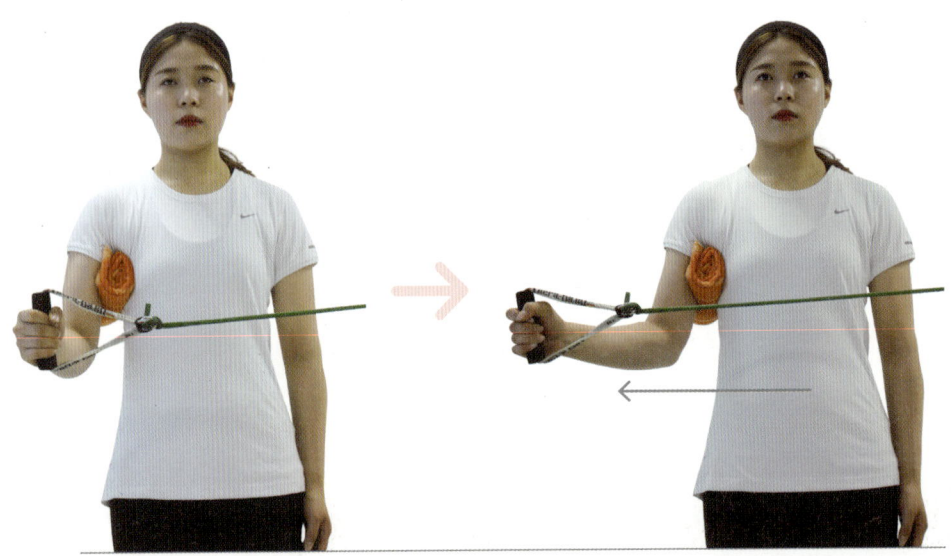

손 비수술 치료 후 좋은 동작 1

수건을 가로 방향으로 잡고 양손을 교차하여 빨래를 짜듯 비틀어 자세를 10초간 유지한다. 수건을 세로 방향으로 잡고 양손을 교차하여 빨래를 짜듯 비틀어 자세를 10초간 유지한다.

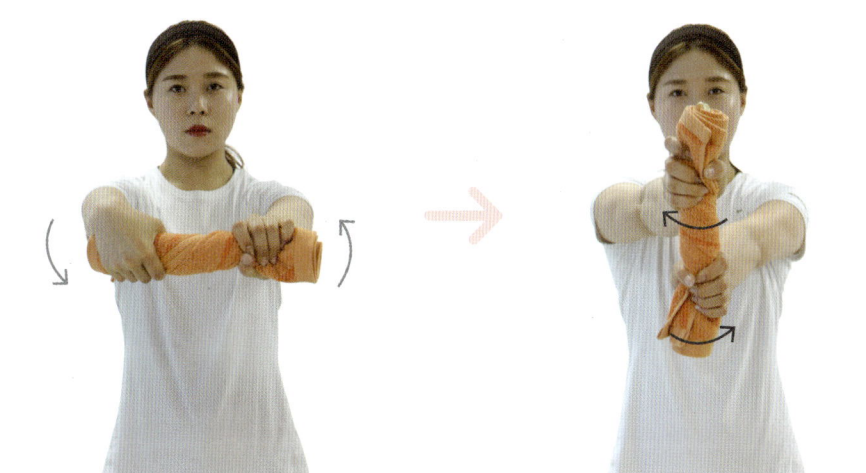

손 비수술 치료 후 좋은 동작 2

의자에 앉아 한 발로 밴드를 고정시킨다. 아픈 팔을 허벅지 위에 올리고 밴드를 잡는다. 손바닥이 위를 향하도록 둔다. 손목을 위로 감아올리고 내린다. 팔이 허벅지에서 떨어지지 않도록 주의한다.

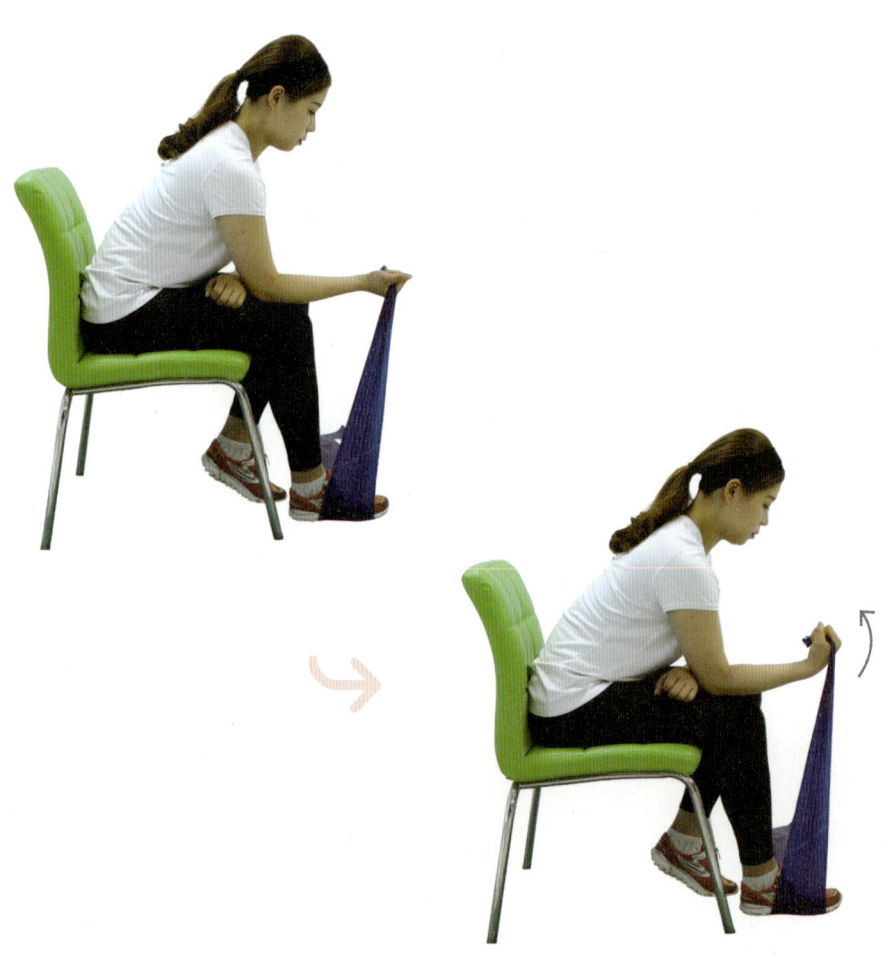

발 비수술 치료 후 좋은 동작 1

양손으로 의자 등받이를 잡고 선다. 의자를 잡은 손에 체중이 너무 실리지 않도록 한다. 발끝으로 서서 최대한 발뒤꿈치를 들어 올리고 천천히 내린다.

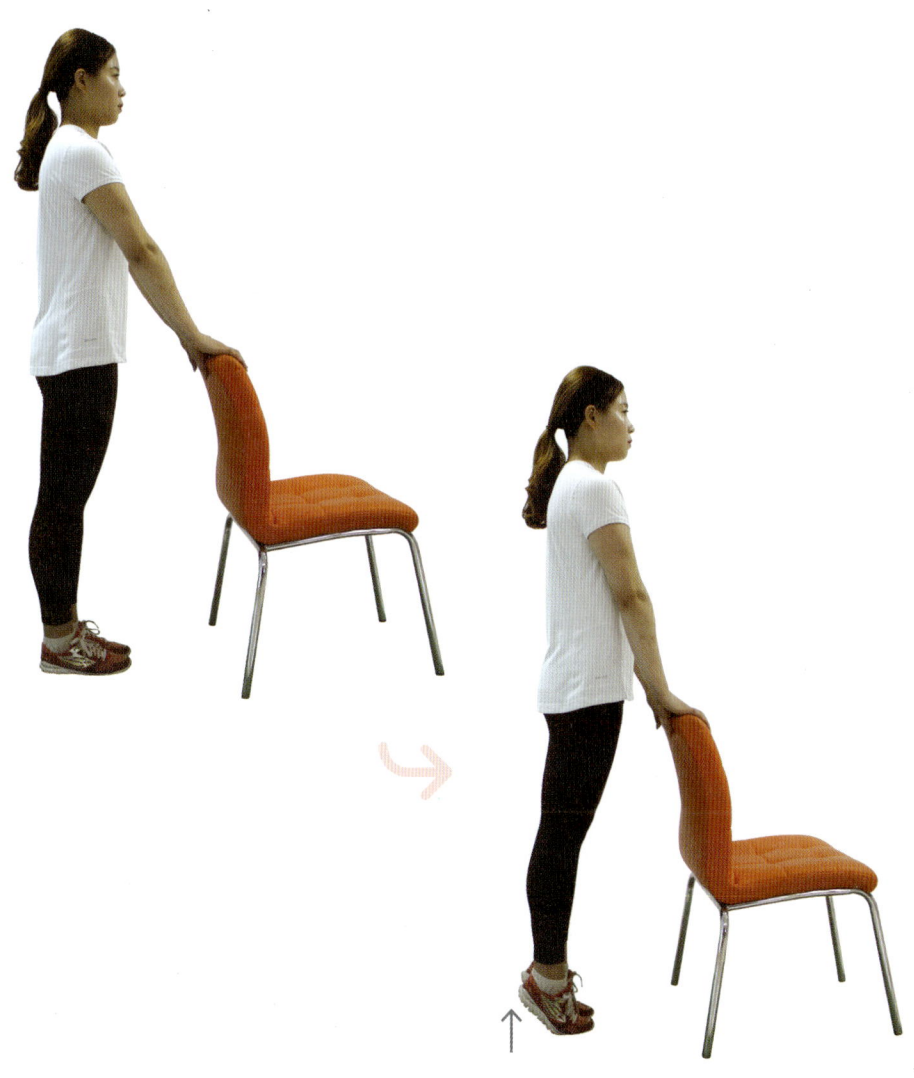

발 비수술 치료 후 좋은 동작 2

앉아서 양손으로 밴드를 잡고 허리를 곧게 편다. 아픈 쪽 발끝에 밴드를 걸고 무릎을 곧게 편다. 아픈 쪽 발끝을 쭉 뻗은 후 자세를 10초간 유지하고 천천히 돌아간다.

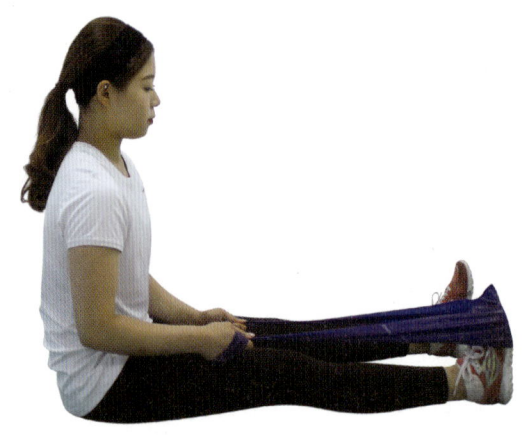

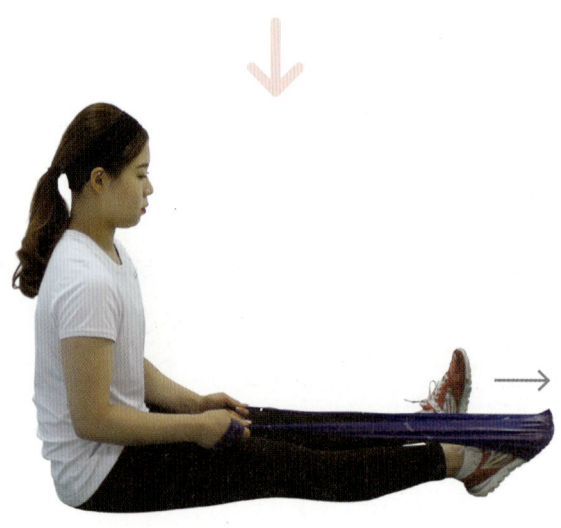

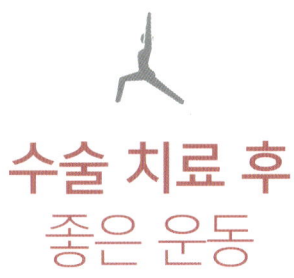

수술 치료 후
좋은 운동

수술 치료 후에는 무엇보다 재활운동이 중요하다. 수술만 하면 정상 관절로 곧바로 돌아갈 것 같지만 사실 수술 직후에는 관절의 움직임이 극도로 제한적이며 통증이 지속될 수 있다. 특히 인공관절치환술을 받은 환자의 경우에는 재활운동이 더욱 중요한데, 수술 후 통증을 완화시켜주고 운동 범위를 빠르게 회복시켜주는 역할을 하기 때문이다. 하지만 무리한 운동은 독이 될 뿐이므로 전문의의 처방에 따라 자신의 몸에 맞는 강도로 운동하고 통증이 생기면 무조건 운동을 중단하고 차가운 찜질 등을 해주는 것이 좋다. 보통 재활운동은 주 2~3회 정도로 6개월 이상 꾸준히 실시해야 한다. 성공적인 재활 후에도 건강한 운동 습관을 지켜나가는 것이 오래도록 관절 건강을 유지하는 길이다.

무릎 수술 치료 후 좋은 동작 1

의자에 앉아 무릎을 구부리고 양쪽 발목을 엇갈린 상태로 무릎을 살짝 펴서 앞으로 든다. 위쪽 다리는 아래로 내리고 아래쪽 다리는 위로 밀어낸다. 서로 반대로 힘을 주면서 10초간 자세를 유지한다.

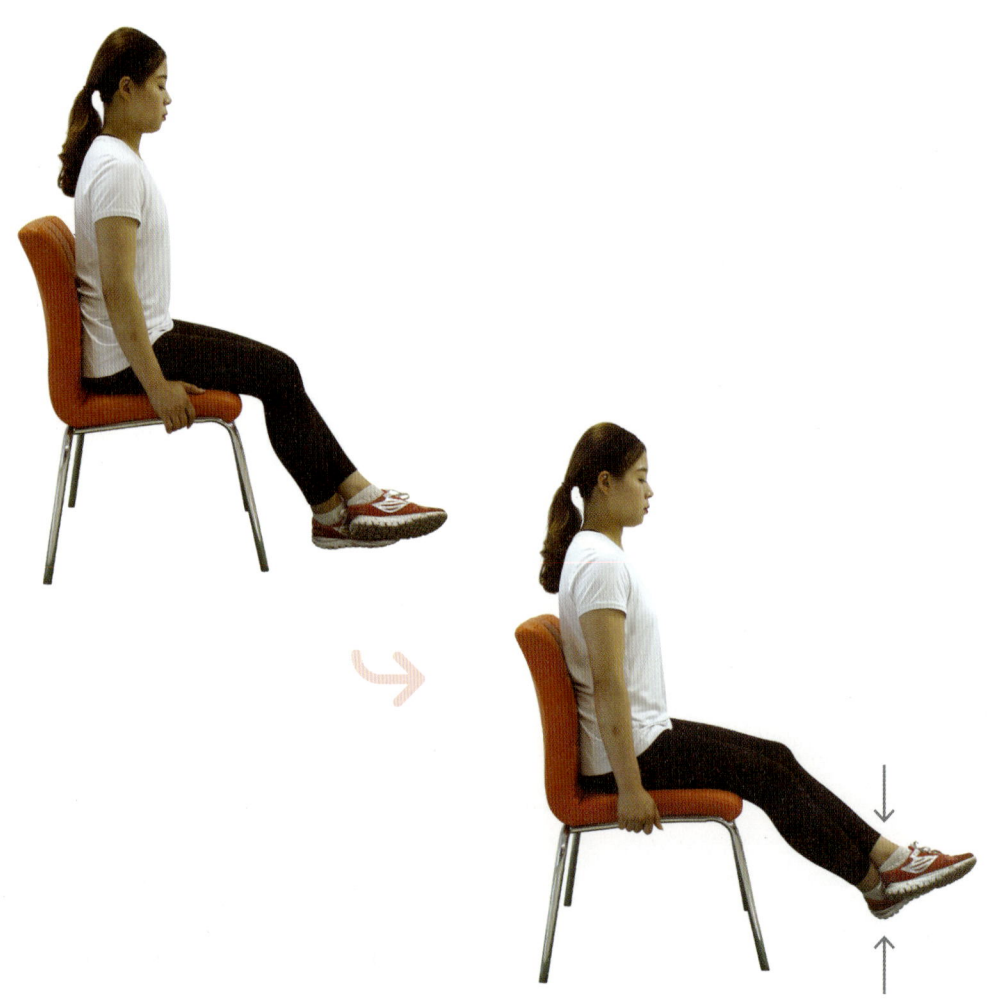

무릎 수술 치료 후 좋은 동작 2

앉아서 양다리를 펴고 다리 사이에 쿠션을 끼운다. 허리를 펴고 양팔을 뒤로 뻗어서 살짝 기대어 중심을 잡는다. 다리에 힘을 주어 쿠션을 안으로 조인 후 10초간 자세를 유지한다.

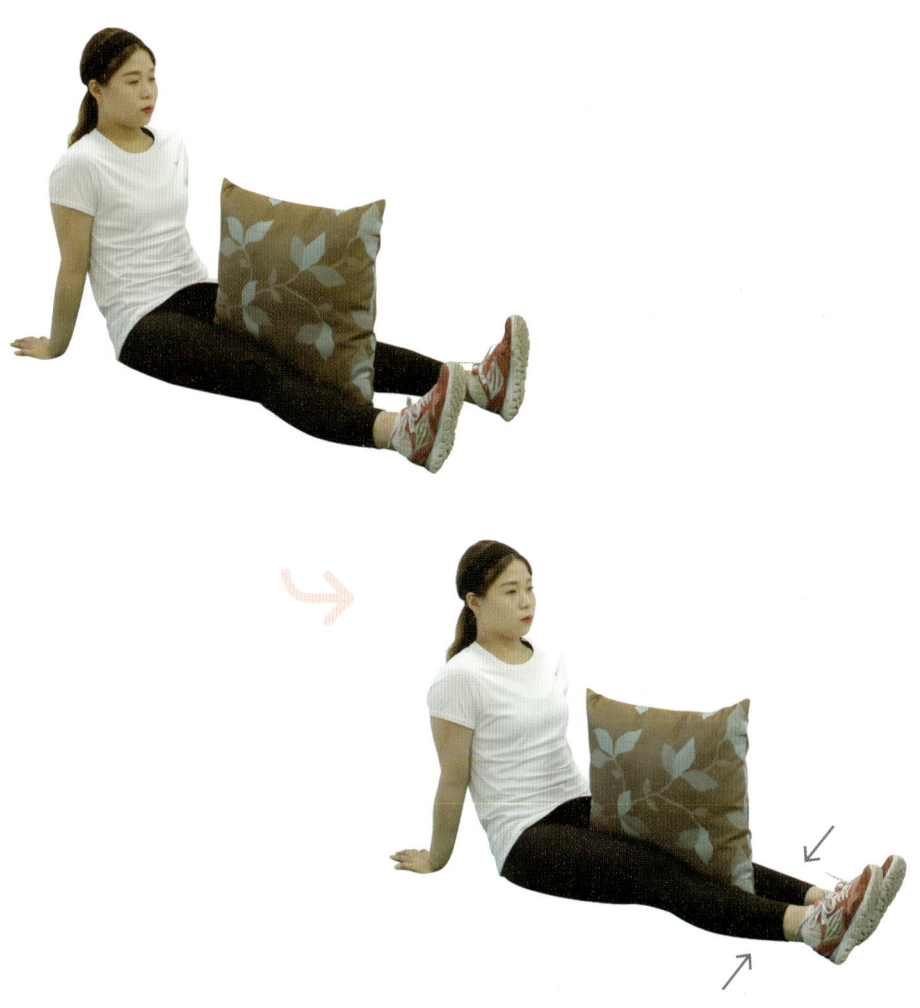

어깨 수술 치료 후 좋은 동작 1

누워서 양손으로 봉을 잡고 앞쪽으로 쭉 뻗는다. 아픈 팔에는 힘을 빼고 나머지 팔에 힘을 준다. 머리 위로 천천히 봉을 들어 올려 10초간 자세를 유지한다. 반드시 통증이 없는 범위 내에서 실시한다.

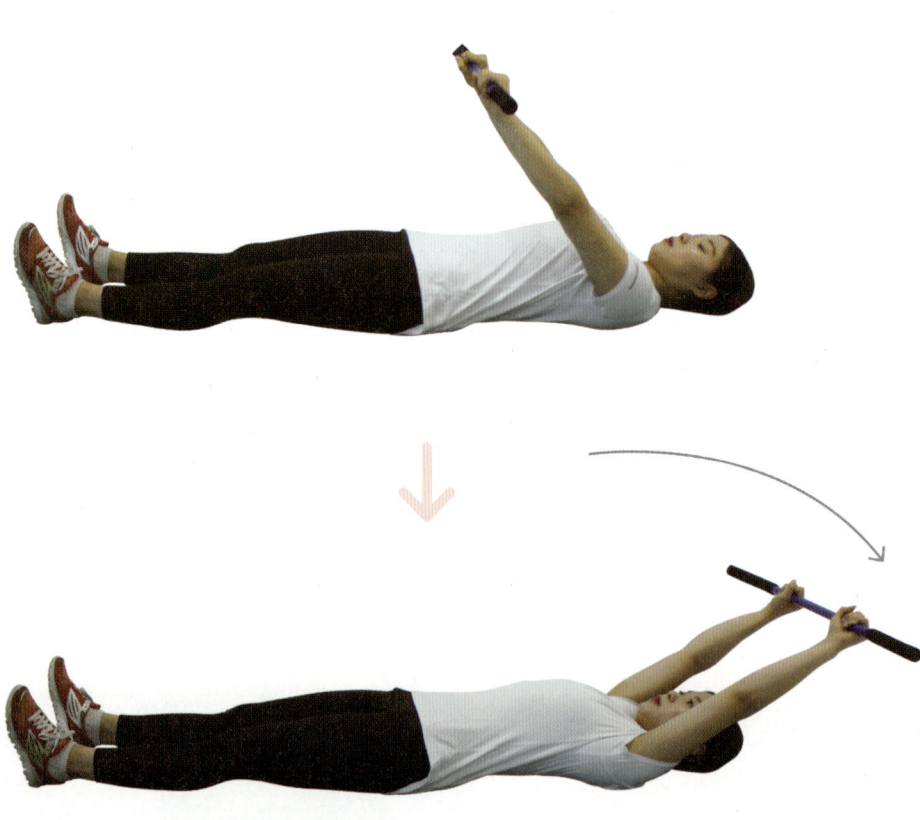

어깨 수술 치료 후 좋은 동작 2

누워서 양손으로 봉을 잡고 앞으로 쭉 뻗는다. 아픈 팔에는 힘을 빼고 나머지 팔에 힘을 준 후 봉을 옆으로 천천히 밀어 올려 10초간 자세를 유지한다. 반드시 통증이 없는 범위 내에서 실시한다.

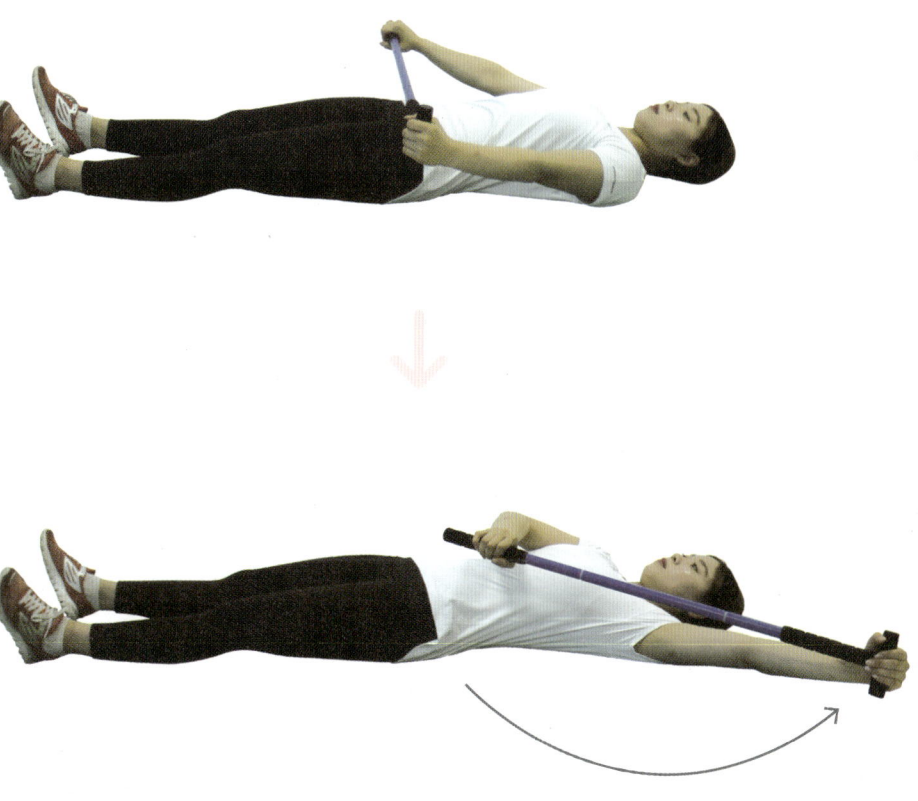

손 수술 치료 후 좋은 동작 1

의자에 앉아 아픈 팔을 허벅지 위에 올리고 덤벨을 가로로 잡는다. 손바닥이 천장을
향하도록 두고 팔이 허벅지에서 떨어지지 않도록 주의하여 손목을 위로 감아올리고
내린다. 6회 실시한다.

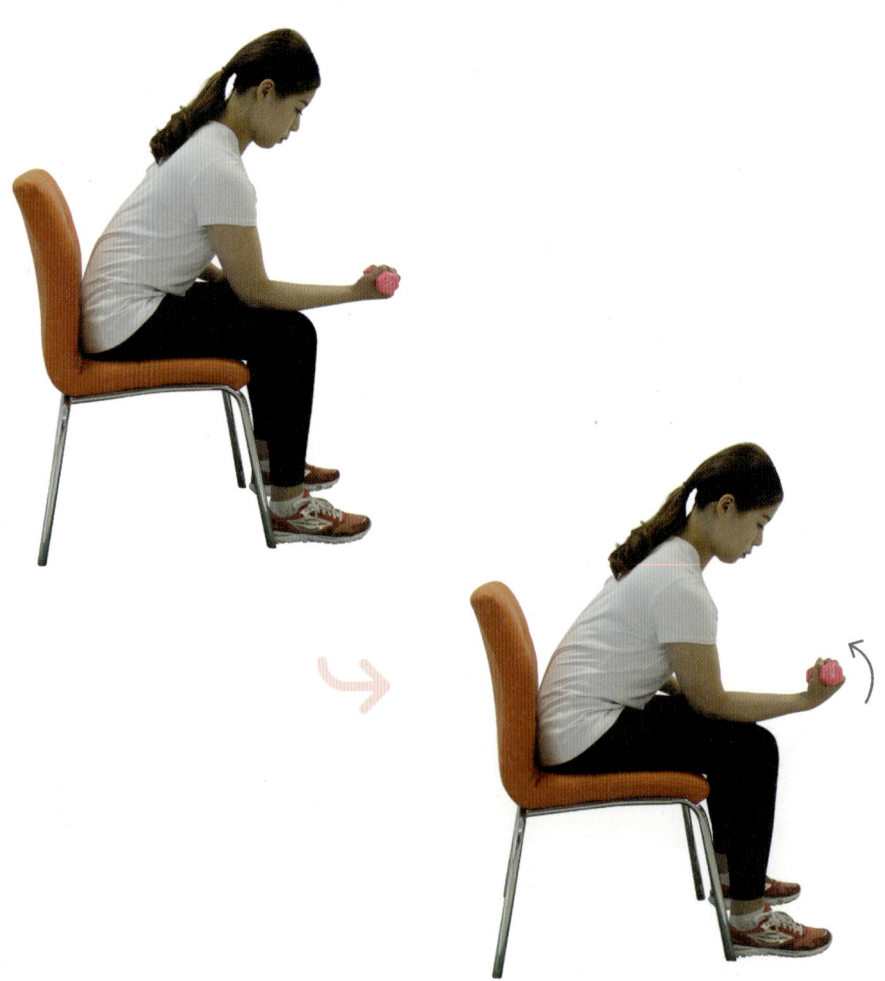

손 수술 치료 후 좋은 동작 2

의자에 앉아 아픈 팔을 허벅지 위에 올리고 덤벨을 세로로 잡는다. 팔꿈치를 90도 구부리고 엄지손가락이 천장을 향하도록 둔다. 손목을 천천히 몸 쪽으로 당겨 자세를 10초간 유지한다.

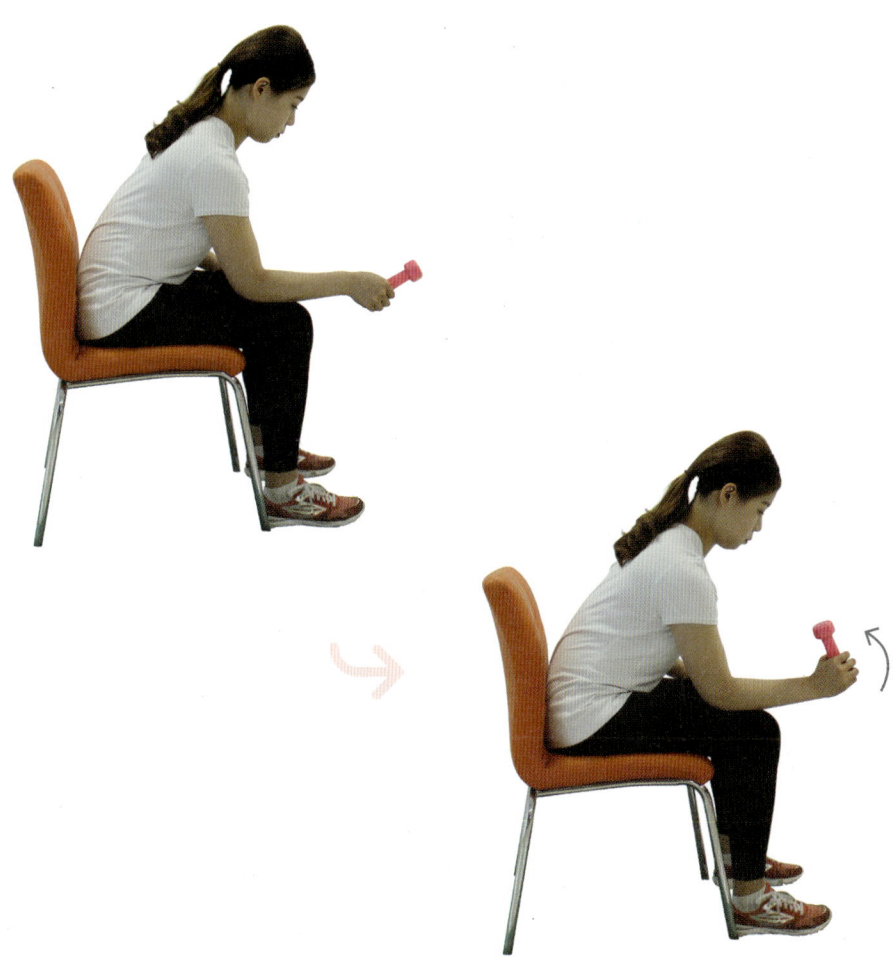

발 수술 치료 후 좋은 동작 1

앉아서 허리와 양다리를 곧게 편다. 수건을 아픈 쪽 발끝에 걸고 양손으로 잡는다. 무릎을 편 채 수건을 몸 쪽으로 당겨 자세를 10초간 유지한다.

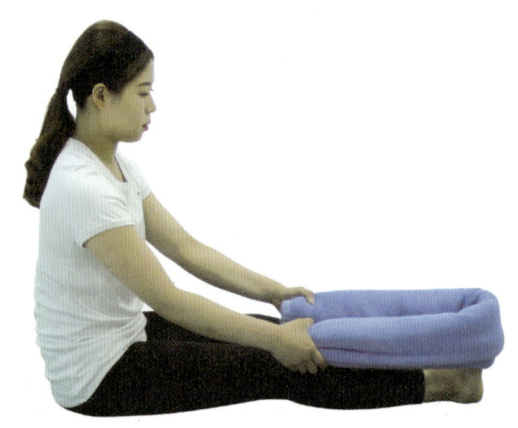

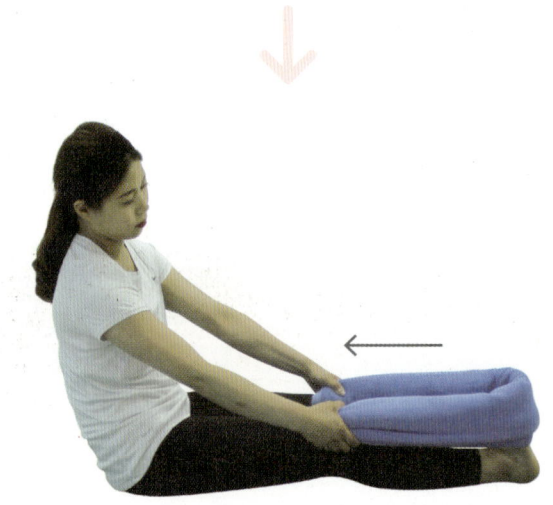

발 수술 치료 후 좋은 동작 2

의자에 앉아 허리를 펴고 무릎을 90도 구부린다. 바닥에 수건을 펼치고 끝부분에 작은 덤벨을 올린다. 아픈 쪽 발을 수건 위에 올리고 발가락으로 수건을 움켜쥐면서 밖으로 끌어당긴다. 무릎이 틀어지지 않도록 주의한다. 안쪽 방향도 실시한다.

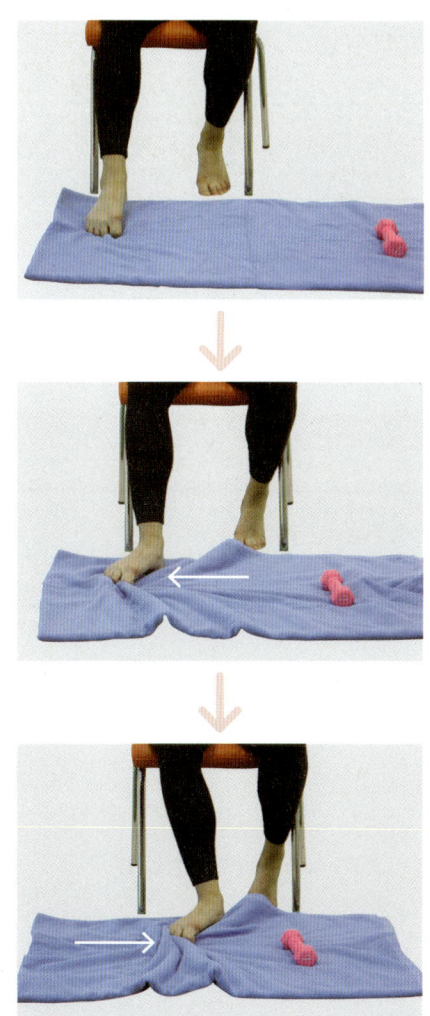

Q&A
관절 치료와 관리에 대한
궁금증 해결

Q 왜 비만 오면 관절이 쑤시는 걸까요?

A 사람의 몸은 일정한 기압에 적응되어 있다. 하지만 날씨가 흐리면 기압이 낮아져 몸을 누르는 힘이 약해진다. 이때 근육이나 뼈가 맞물려 있는 힘의 균형이 살짝 깨지고, 관절과 관절 사이가 벌어져 관절염 환자들은 통증을 더 강하게 느끼게 된다. 또 저기압에는 신경이 예민해지기 쉬워서 날씨가 맑을 때와는 달리 작은 통증도 더 아프게 느낄 수 있다. 날씨가 흐리면 기분이 울적해지고 '관절에 통증이 생긴다'는 불안감 때문에 내분비선이나 신경망에 자극이 가해지고 이 때문에 관절염이 더 악화될 수도 있다. 같은 이유로 장마철에 고령자들의 관절염이 더 심해지는 경우가 많은데 이때는 실내의 습도 조절에 신경을 써야 하고 통증 부위가 에어컨 바람에 노출되지 않도록 주의를 기울이는 것이 좋다. 에어컨의 찬바람이 통증 부위에 닿으면 증상이 더욱 심해질 수 있기 때문에 관절 질환자는 장마철에 얇은 겉옷을 휴대해서 차가운 바람에 노출되는 상황을 막으면 좋다. 또 평소보다 통증이 심하다면 온찜질이나 반신욕 등으로 혈액순환을 원활하게 하여 통증을 누그러지게 한다.

Q 류마티스관절염과 퇴행성관절염의 차이점은 무엇인가요?

A 류마티스관절염은 만성염증성전신질환으로 우리 몸의 면역체계가 이상을 일으켜 자신의 관절을 공격하고 파괴하는 자가면역질환이다. 자고 일어났을 때 손목, 손가락, 발가락 등 작은 관절에서 통증이 느껴지고 통증부위가 붉고 열감이 동반되면 류마티스관절염을 의심해볼 수 있다. 초기에는 손가락, 발가락 등 작은 관절에서 시작되지만 시간이 지나면 손목, 발목, 어깨, 무릎, 목, 고관절 등 큰 관절에까지 통증이 나타난다. 류마티스관절염의 원인은 아직 정확하게 밝혀지지 않았지만 유전적 요인, 환경적 요인, 그리고 잘못된 식습관과 과도한 스트레스 등이 주원인이 되어 발병할 수 있다고 알려져 있다.

연골이 닳아 없어지면서 뼈와 뼈가 맞닿아 부딪치게 되고, 이때 염증과 통증을 일으키는 퇴행성관절염은 일종의 노화 현상으로 볼 수 있다. 관절의 사용량이 유독 많은 육체노동자나 관절이 약한 여성, 고령자에게 많이 발생하는 질병으로 무릎, 어깨, 고관절, 손가락 등에 증상이 나타난다. 처음에는 관절을 사용할 때마다 통증을 느끼지만 심해지면 항상 통증이 있고 일상생활에 지장이 있을 정도로 통증이 심해지기도 하므로 주의를 기울여야 한다.

류마티스관절염과 퇴행성관절염은 병의 원인과 증상이 다르므로 서로 다른 방법으로 치료해야 한다. 류마티스관절염 증상으로 통증을 느낀다면 열감을 떨어뜨리고 통증을 완화시키는 방법으로 냉찜질을 선택하면 좋고, 퇴행성관절염이 있다면 질환 부위에 관절을 이완하고 혈액순환을 돕는 온찜질을 하면 통증이 한결 누그러질 수 있다. 병원 치료 과정도 다른데, 류마티스관절염은 소염제나 항류마티스약제 등의 약물치료가 우선 시행된다. 발병 1~2년 내에 관절 손상이 많이 발생하기 때문에 초기부터 항류마티스 약물을 사용하여 병의 진행 속도를 최대한 늦추려는 노력이 필요하다.

---

tip

류마티스관절염과 퇴행성관절염 비교

류마티스관절염
1. 여러 관절이 동시에 붓고 열이 난다.
2. 손과 발에 가장 먼저 시작되며 이후 손목, 발목, 무릎, 어깨, 목으로 통증이 이어진다.
3. 염증이 심해지면 열도 많이 나고 체중이 주는 경우도 있다.
4. 아침에 일어나서 처음에는 관절이 잠시 뻣뻣하다가 풀어지는 증상이 있다. 하지만 심해지면 회복되는 속도도 점점 떨어진다.

퇴행성관절염
1. 운동 후나 저녁 무렵 관절이 아프다. 쉬고 나면 통증이 사그라진다.
2. 아침에 일어날 때 관절이 뻣뻣해진다. 하지만 간단한 운동을 하면 금방 풀린다.
3. 움직일 때 관절에서 '딱딱' 하는 소리가 나기도 한다. 소리가 나더라도 통증이 없고 움직임에 제한이 없는 경우가 많다.

반면 퇴행성관절염은 약물치료와 함께 물리치료도 병행되는 경우가 많다. 퇴행성관절염의 치료에는 약물만큼이나 체중 감량, 자세 교정, 근육 강화 운동 등의 역할도 크다. 하지만 두 가지 관절 질환의 증상이 비슷하기 때문에 섣불리 판단하지 말고 관절에 이상이 느껴지면 전문의를 찾아서 빨리 정확한 진단을 받자.

Q 인공관절치환술 직후에는 통증이 너무 심해서 견디기 힘들지 않나요?

A 수술 치료는 비수술 치료에 비해 통증이나 후유증이 더 클 수밖에 없다. 제아무리 가벼운 수술이라고 해도 마취, 절개, 봉합의 과정을 거쳐야 하고 이를 회복하는 시간이 반드시 필요한 탓이다. 인공관절치환술이 등장한 초기에는 수술 후 통증이 심해서 밤에 잠을 못 이루며 고통을 호소하는 환자들이 많았다. 하지만 최근에는 의료 기술의 발달로 수술 후유증이 상당히 줄어든 상태다. 현재는 최소 절개 방식으로 본인의 근육을 가능한 한 보존하면서 인공관절을 대치하는 수술이 주를 이루는데 피부의 절개면이 작고 근육의 손상도 적어서 수술 후 통증이 이전의 수술 방식과 비교하면 현저하게 줄었다. 또 수술 후 무통주사와 기타 진통제의 적절한 투약으로 통증의 정도를 조절할 수 있으므로 크게 걱정할 정도는 아니다.

Q 인공관절치환술 후 재활 기간은 얼마나 걸리나요?

A 보통 수술 후 2주 정도는 입원해서 치료를 받는데 수술의 결과를 확인하고 움직임이 가능한 범위나 운동 능력 등을 테스트하는 기간이다. 퇴원 후 한 달 동안은 통원 치료를 받으면서 본격적인 근력 강화 운동을 배운다. 퇴원 후 3개월, 6개월, 1년까지는 정기 검진을 실시해야 하고 이 기간 동안 재활 운동 치료를 적극적으로 진행해야 관절의 수명을 연장하고 보다 정상적인 움직임이 가능해진다. 운동치료사와 함께 주기적으로 운동 지도를 받는 것도 좋은 방법이다.

Q 인공관절치환술 후 샤워나 사우나는 언제부터 할 수 있나요?

A 수술 후 상처가 잘 아물었다면 3주 후부터 샤워, 4주 후부터 목욕을 할 수 있다. 단, 너무 뜨거운 물에 입욕하는 것은 피하고 목욕 시 피로하지 않도록 주의를 기울여야 한다.

Q 교체 관절이 계속 아픕니다. 문제가 있는 건가요?

A 흔한 일이므로 걱정할 필요는 없다. 인공관절을 삽입해서 느껴지는 이물감이나 통증의 정도는 수술 전의 끔찍한 관절 통증에 비할 바가 아니다. 하지만 다소 불편한 정도의 통증이 아니라 통증이 점점 심해지는 경우에는 의사와 상담을 해야 한다. 극히 드물지만 교체 관절이 이완되었거나 감염되었을 가능성이 있다.

Q 관절 통증, 꼼짝 않고 쉬면 좋은 거 아닌가요?

A 관절 질환은 관절의 기능이 점차 쇠퇴하고 있음을 드러내는 일종의 사인이다. 관절 질환자들은 통증이나 부기, 열감 등의 이유로 움직임이 줄어들고 운동 능력도 크게 떨어진다. 하지만 상황이 이렇다고 해서 꼼짝 않고 가만히 누워 있기만 한다면 관절 노화가 한층 심각해지고 활동 범위도 점점 더 줄어들 수밖에 없다. 또한 움직이지 않으면 자연스럽게 체중이 늘어나는데 이는 관절 질환을 악화시키는 원인이 될 수도 있다. 부상으로 인한 통증이나 관절이 붓고 열이 나는 상황만 아니라면 관절 건강을 위해서 조금씩 꾸준히 운동하는 것이 좋다.

Q 관절염도 계절을 타나요?

A 날씨가 차고 습하면 관절염 환자들은 힘들어진다. 추위나 습기는 관절 부위의 통증을 더욱 심하게 자극하기 때문이다. 특히 겨울철에는 관절 주변의 혈류량이 감소해서 근육과 인대가 수축하고 관절이 뻣뻣해지는 증상이 더욱 심각해져서 통증이 더 심해질 수 있다. 반대로 화창하고 따뜻한 날씨는 관절의 이완을 돕고 통증과 뻣뻣함을 덜어줄 수 있으며 상대적으로 활동량이 늘어서 관절 치료에 더욱 효과적이다. 하지만 나쁜 날씨가 관절염을 유발하는 것은 아니고 실제로 관절염을 더욱 악화시키는 것도 아니다. 일례로 관절염이 폭발적으로 증가하는 계절은 겨울이 아니고 봄인데, 이유는 겨우내 활동이 줄어들어 약해진 관절을 봄에 무리하게 사용하기 때문이다. 관절 건강을 위해서는 춥거나 아프다는 이유로 가만히 있는 것보다 하루에 몇 번이라도 관절을 부드럽게 움직이고 사용하는 쪽이 더 낫다.

Q 왜 스트레스를 받으면 통증이 더 심해지나요?

A 관절 질환은 다른 질환에 비해 치료 기간이 길고 강한 통증이 동반되며 운동 범위가 급격하게 줄어들기 때문에 우울증에 걸리기 쉽다. 또 관절의

노화가 주원인이다 보니 발병 후 '나도 이제 늙었구나!' 하는 생각이 들어 무기력한 모습을 보이는 환자가 유독 많기도 하다. 때로는 관절염 자체보다 병으로 인한 스트레스가 더 심각한 문제가 되기도 하는데 이유는 우울증이나 스트레스가 통증을 가중시키는 역할을 하기 때문이다. 같은 통증도 사람마다 느끼는 강도가 다르다. 그런데 우울하거나 비관적인 생각에 빠진 사람들은 신경이 예민해지기 마련이라 작은 통증도 훨씬 고통스럽게 받아들이게 된다. 진짜 문제는 스트레스로 인한 관절 통증이 다시 우울증이나 무력감을 부르고 이런 부정적인 감정들이 관절 질환을 악화시키는 악순환이 되풀이된다는 데 있다.

관절 질환을 멋지게 이겨내고 싶다면 스스로에게 '잘하고 있다'고 격려하는 마음을 가져야 하며 병을 이겨내려는 적극적인 자세가 필요하다. 우리 뇌는 가짜 웃음과 진짜 웃음을 구별하지 못한다고 한다. 억지로 웃어도 진짜 웃은 것과의 차별성을 모르기 때문에 억지로 웃어도 '웃음'의 긍정적인 효과를 90% 정도는 볼 수 있는 셈이다. 관절 질환을 앓고 있다 해도 억지로 미소를 지어 우울한 기분을 지울 수 있도록 노력하면 저절로 통증도 감소하고 치료 기간도 짧아질 수 있다. 만약 우울한 기분을 이겨낼 수 없다면 정신과 전문의와 상담을 하여 우울증을 적극적으로 이겨내려는 노력을 기울이는 것도 방법이다. 정신이 건강해지면 관절도 더욱 건강해질 수 있다.

Q 글루코사민, 먹으면 효과 있나요?

A 관절 영양제에 대한 의사들의 대답은 한결같다. "안 먹는 것보다는 먹는 쪽이 낫다"라는 것이다. 하지만 관절 영양제가 근본적인 치료제는 아니므로 보조제 정도로 생각해야지 지나치게 맹신하는 것은 금물이다. 관절 영양제는 비싼 가격에 비해 효과가 좋은 것은 아니기 때문에 굳이 권하는 의사는 없다.

글루코사민은 관절 연골을 구성하는 주요 성분으로 우리 몸에서 저절로 만들어진다. 하지만 몸이 노화하면 글루코사민의 생성 능력도 떨어지게 되므로 나이가 들어 연골이 빠른 속도로 닳는 데는 글루코사민이 제대로 생성되지 못하는 탓도 있다. 관절 영양제로서의 '글루코사민'은 이런 관절 연골의 재료 성분을 고농도로 담아 판매하는 것이다. 최근에는 상어 연골 같은 관절 건강에 도움이 되는 성분을 함유한 글루코사민 영양제도 등장했다. 상어 연골에는 우리 몸의 연골 생성에 큰 영향을 미치는 콘드로이친 성분이 특히 많이 들어 있어서 약간의 효과를 기대해볼 수는 있다. 다만 글루코사민 역시 영양제일 뿐이므로 여기에만 의존하여 운동을 게을리 하거나 치료를 미루는 일은 절대로 없어야 하겠다.

Q 걸으면 관절염에 좋다고 해서 걸었는데 더 아픕니다.
이유가 뭘까요?

A 관절의 건강을 지키고 관절을 튼튼하게 하는 최고의 유산소운동으로 걷기를 꼽을 수 있다. 하지만 관절염의 진행 정도나 통증의 정도에 따라 걷기 운동을 무리하지 않는 선에서 해야 한다. 약간의 통증을 참고 운동하는 것은 괜찮지만 심한 통증을 꾹 참아가면서 억지로 운동하는 것은 관절 건강에 독이 될 뿐이다. 관절 치료 후 하는 걷기 운동이라면 시간이나 강도 모두 아주 가볍게 시작해야 한다. 10분 정도 가볍게 걸었는데 통증이 없다면 조금 더 걷는 식으로 천천히 강도를 높여야 하며 운동 후에라도 통증이 있으면 바로 운동량을 줄여야 한다. 또 수영이나 아쿠아로빅, 고정식 자전거 등도 관절 건강에 도움이 되는 좋은 유산소운동이므로 통증이 심해서 걷기 운동을 하기가 괴롭다면 좋아하는 운동을 선택해서 천천히 시작해도 된다.

Q 관절에서 '딱딱' 소리가 나요!

A 무릎이나 어깨 등의 관절에서 딱딱 소리가 나는 이유는 힘줄이나 관절막이 뼈나 연골에서 미끄러지면서 소리를 내기 때문이다. 통증이 동반되지

않고 일정 기간 소리가 나다가 사라진다면 크게 걱정할 일은 아니다. 다만 관절에서 소리가 나면서 통증이 느껴지고 소리도 점점 커지는 것 같다면 병원을 찾아서 전문의의 상담을 받아야 한다.

Q 관절염을 예방하는 방법은 없나요?

A 아직까지 노화를 직접적으로 방지하는 방법이 없는 것처럼 관절의 노화 증상인 퇴행성관절염을 예방하는 특별한 노하우가 따로 있는 것은 아니다. 대신 관절에 좋지 않은 습관들은 알려져 있으므로 관절 질환이 걱정되는 사람은 사전에 관절을 보호하고 노화를 지연시킬 수 있도록 노력하는 것이 최선이다. 몸이 건강하면 관절도 건강하고, 또 관절이 건강해야 몸도 건강할 수 있으므로 내 몸 건강을 잘 챙기는 것 역시 관절 건강을 지키는 방법이 될 수 있다.

관절 건강 십계명

1. 정상 체중을 유지한다. 비만은 관절 건강의 최대 적이다.

2. 바른 자세를 유지한다. 단, 20~30분마다 가볍게 스트레칭한다.

3. 의자에 앉는다. 양반다리, 쪼그려 앉기, 무릎 꿇고 앉기 등은 무릎 관절을 망치는 지름길임을 명심한다.

4. 규칙적인 운동을 한다. 하루 30분씩 적당한 강도의 운동을 꾸준히 하는 것이 좋다.

5. 매일 20분씩 햇볕을 쮄다. 햇볕을 쮄면 비타민 D가 몸속에서 저절로 만들어져 골다공증의 위험도 사라지고 관절 건강에도 도움이 된다.

6. 발에 잘 맞는 쿠션이 있는 신발을 신는다. 하이힐, 굽이 없는 신발, 바닥이 너무 딱딱한 신발은 체중이 고르게 실리지 않아 관절 건강에 나쁜 영향을 끼친다.

7. 채식 위주의 담백한 식단을 지킨다. 건강에 좋은 식단이 관절 건강에도 좋다.

8. 무거운 물건을 자주 들거나 옮기는 일을 삼간다. 무심코 들고 다니는 무거운 짐들이 어깨나 허리, 무릎 관절을 상하게 할 수 있다.

9. 배낭을 이용한다. 한쪽으로 메는 가방은 관절의 불균형을 초래한다.

10. 담배를 피우지 않는다. 담배는 혈액순환을 방해해서 몸의 전반적인 기능을 떨어뜨려 관절을 상하게 하고 관절 질환의 회복도 더디게 한다.